INHALT

BITTERE MEDIZIN

GESUNDE GESCHÄFTE

GESTALTEN STATT VERWALTEN

VORWORT

Die Wahrheit packt dich wie die Scheißerei...

Wozu die Lügen und die Heuchelei'n,
Wo sich die Wahrheit doch so einfach spricht?
Man muß das Maul auftun und herzhaft schrei'n.

Gott hat den Mund uns ins Gesicht
getan zum Reden, anders kanns nicht sein,
Nein, laut die Wahrheit sagen, das ist Pflicht.

C. G. Belli (1791–1863)

Über den Zustand des Gesundheitswesens ist schon einiges geschrieben worden: Mal wurde die Pharma-Industrie durchleuchtet, mal das Krankenhaus, mal die Ärzteschaft. Solche isolierten Betrachtungen haben entscheidende Schwächen. Sie werden dem Systemcharakter, dem Ineinandergreifen der einzelnen Faktoren nicht gerecht. Die Kaskaden des Irrsinns einer scheinbar so fürsorglichen Medizin mit ihren Zwangsläufigkeiten kommen daher in den meisten Veröffentlichungen nicht deutlich genug zur Sprache.

Die Gesundheitspolitik berief sich immer auf die «wissenschaftliche Medizin», die offizielle Medizin auf den «Fortschritt» der Technik und die Technik auf den «Gesundheitstraum» der Patienten. Diese Endlosspirale von Ansprüchen und unrealistischen Träumen zu entwirren, ihre Katalysatoren und Motoren zu benennen und auf dem Boden realistischer und finanzierbarer Möglichkeiten eine vernünftige Medizin ins Visier zu nehmen, habe ich mir in diesem Buch zur Aufgabe gemacht.

Viele Jahre habe ich als Ärztin in den verschiedensten Fachbereichen gearbeitet – dann waren meine Ideale aufgezehrt. Mein

Ausscheiden aus der Medizin war die bewußte und logische Konsequenz einer Entwicklung, die mich als Akteur zwangsläufig so sehr in das System hineinzog, daß ich meine Unabhängigkeit und Kritikfähigkeit einzubüßen drohte. In meinem Abschlußzeugnis hat mir mein langjähriger Chef, Professor Karl Bonhoeffer, «perfekte Fachkenntnis, Zivilcourage und einen ausgeprägten Sinn für Menschenwürde» attestiert.

Meine Urteile basieren also auf gelebter Erfahrung im Medizinbereich und der erarbeiteten Kenntnis der ökonomischen und politischen Zusammenhänge der Gesundheitspolitik. Auf dieser Grundlage ergibt sich für mich ein komplexes Bild der «Gesundmacher» in diesem Land, zu denen neben den Ärzten auch die Industrie, die Politik und nicht zuletzt die Medien gehören.

Ich wollte kein nüchternes Sachbuch für Insider schreiben – die ohnehin alles wissen –, sondern ein lesbares Buch für Laien, gewürzt mit wichtigen Zahlen und Analysen und mit persönlichen Geschichten. Es ging mir darum, den teuren Traum «Gesundheit» von möglichst vielen Seiten her zu beleuchten, Einflußfaktoren auszuspüren, Illusionen zu relativieren und bewußte Täuschungen zu entlarven.

Ein solches Vorhaben läßt sich nicht ohne kritische Seitenhiebe realisieren, und dennoch soll dies ein Buch sein, das den Patienten Mut macht: sich dem Risiko «Leben» zu stellen, sich nicht einer seelenlosen Medizintechnokratie verfügbar zu machen und sich gegen mutwillige Gesundheitsgefährdungen durch unverantwortliche Politik und Geschäftemacher zu wehren.

Vielen wird dieses Buch nicht gefallen, weil es etablierte Besitzstände in Frage stellt und eine allzu weitreichende Versorgungsmentalität bemängelt, und weil es den Mythos Medizin entzaubert. Den inhaltlichen Auseinandersetzungen sehe ich gelassen entgegen. Gelebte Erfahrungen sind etwas anderes als wissenschaftliche Dispute über abstraktes Zahlenmaterial.

Zu meiner eigenen Überprüfung wurde dieses Buch von

mehreren qualifizierten und hochgeschätzten Kollegen gegengelesen. Es hat mich mit der Medizin versöhnt, daß sie meine Einschätzungen grundsätzlich teilen, auch wenn ihnen existentielle Gründe verbieten, dies auch öffentlich zu bekunden und gegen die Strukturen des Medizinbetriebs und seine Mechanismen Stellung zu beziehen. Dennoch möchte ich ihnen für ihre Unterstützung herzlich danken. Sie haben diesem Buch eigene Erfahrungen beigesteuert und mir Fakten und Beispiele aus ihren Fachbereichen zugeliefert.

Die empörten Kollegen bitte ich um Nachsicht, wenn ich der einen oder anderen Fachrichtung zu nahe getreten bin. Doch auch sie müssen irgendwann einsehen, daß sich im Interesse der Finanzierung wirklich notwendiger Medizin, im Interesse aller Kranken und auch im Interesse der nächsten Ärztegeneration vieles ändern muß. Es geht nicht an, daß sich auf dem Erster-Klasse-Deck der «Titanic» noch Einzelgruppierungen um den besten Platz am Kapitänstisch streiten, während der ganze Dampfer untergeht.

Den Politikern rate ich dringend, sich nicht länger hinter dem «wissenschaftlichen Fortschritt» der Medizin zu verstecken, sondern endlich die Verantwortung für die Menschen zu übernehmen, von denen sie schließlich gewählt wurden und für die sie eine Fürsorgepflicht haben: ohne unhaltbare Versprechungen, ohne populistische Anbiederung und ohne Schielen auf die falschen Freunde aus Wirtschaft und Lobbyistenzirkeln.

Gegen den starken Druck aus dem medizinisch-industriellen Komplex und gegen die sensationsbegierige Presse bin ich als Autor machtlos. Sie werden so lange ihr Unwesen treiben und Kritiker niederwalzen, bis – ja, bis vielleicht doch irgendwann die Menschen durchschauen, was dort gespielt wird.

Ich danke allen, die mir Mut gemacht haben, dieses Buch zu schreiben, und meinem Lektor.

Einleitung:
ÄRZTIN VON BERUF

Carpe diem (Pflücke den Tag).
Horaz, Oden I,11,8

In einem Arzthaushalt aufgewachsen, war mir die Medizin gleichsam in die Wiege gelegt. Der Geruch von Desinfektionsmitteln aus dem Praxistrakt durchströmte mein Elternhaus. Krücken und Rollstühle auf den Fluren, blutverschmierte Wunden und Verbandszeug und der schleppende Gang kranker Menschen: das waren die täglichen Bilder meiner Kindheit. Patienten zu Hause, in der Nacht, bei jeder passenden und unpassenden Gelegenheit waren mir mehr als vertraut. Ärztin wollte ich werden – was denn sonst?

Wie viele meiner Kollegen bin ich dann später mit großen Illusionen in den Beruf gegangen. Mit dieser Mischung aus Florence-Nightingale- und Albert-Schweitzer-Romantik, mit Helfersyndrom und Elitebewußtsein, unter Numerus-clausus-Bedingungen und zu Zeiten eines real existierenden Ärztemangels. Während der Ausbildung durchlief ich verschiedene Krankenhäuser, große und kleine, staatliche und konfessionelle. Hinzu kam die wissenschaftliche Arbeit an zwei Hochschulinstituten.

Eine Weile genoß ich als Jungärztin die «Macht der Eingeweihten», das «Wissen um die Dinge des Lebens» – zumindest was die Geheimnisse der Abläufe eines menschlichen Körpers angeht. Ich genoß auch – wie alle meine jungakademischen Kollegen – die unumstrittene Akzeptanz der Autorität «Arzt». In welchem Beruf sonst findet man einen vergleichbaren Vertrauensvorschuß, ganz ohne eigenen Qualitätsnachweis, einfach so. Nur aufgrund eines weißen Kittels, eines wissenschaftlichen Kürzels vor dem Namen und der Tatsache, daß man im Sprechzimmer auf der richtigen Seite des Schreibtisches sitzt.

Meine anfängliche Begeisterung war so groß, daß ich im ersten Jahr meiner Tätigkeit den Urlaub verfallen ließ, weil ich glaubte, auf meiner Station so dringend gebraucht zu werden. Mit zunehmender Berufserfahrung und der Routine des Alltags begann jedoch die Entzauberung, die Desillusionierung. Akademische Allmachtsphantasien wichen einer selbstkritischen Orientierung an den realen Handlungsspielräumen. Und die waren ernüchternd klein. Ganz allmählich relativierte sich das «Heilen-Können» bestenfalls zum «Helfen-Können». Oft beschlich mich – bei ehrlicher Wahrnehmung – eher das Gefühl von «Ohnmacht» denn von «Macht». Eher Scheu, die hohen Ansprüche der Patienten nicht erfüllen zu können, als die erwartete bestechende Selbstsicherheit, von der sich Patienten im Umgang mit Weißkitteln so gern betören lassen.

«Der Doktor wird's schon wissen, er wird mein Problem schon lösen.» Der Doktor, dieser verkleidete Mensch: der Übervater (oder die Übermutter), zuständig für die Abteilung Elend und Leid in dieser Gesellschaft. Die Rolle schmeichelt, und sie überhöht: Sie verleitet zu Mißbrauch und Selbstbetrug.

Ich habe großartige Ärzte erlebt, bei denen sich fachliches Können und Menschlichkeit ideal ergänzten – sie blieben leider die Ausnahme. Die Mehrzahl der Kollegen bleibt scheinbar bis ins hohe Doktorenalter von jedem Zweifel verschont. Und ich weiß gar nicht, ob ich diese Kollegen beneiden oder bedauern soll. Ein gerüttelt Maß an Schlichtheit ist jedenfalls ein guter Schutz vor Skrupeln. Es lebt sich sicher leichter, so ganz ohne Bedenken, mit einem unverrückbaren Vertrauen in die eigene Kompetenz und in die Perfektion der technischen Gerätschaft.

Erste Brüche

Die meisten Ärzte haben mit der Zeit gelernt, Unsicherheiten zu überspielen, andere offenbaren bis zu ihrem seligen Ende eine fast unanständige Selbstgefälligkeit. Diese technokratischen Heilsverkünder verbreiten die Botschaft des «Fortschritts» wie die Apostel die Lehren einer höheren Instanz: ohne Rücksicht auf Andersdenkende und -fühlende, mit dem Anspruch auf alleinige Wahrhaftigkeit und mit fast sektiererhafter Hartnäkkigkeit – über jeden Widerspruch erhaben. Sie befinden sich auf der Seite des «Fortschritts», wie sie unablässig betonen, und stehen damit unangreifbar auf der «richtigen» Seite.

Der Umgang mit der «High-Tech»-Medizin, die eigene langjährige Erfahrung, hat bei mir Fragen aufgeworfen und gestattet mir heute auch die eigene Bewertung. Natürlich konnte auch ich meine Bedenken am «uneingeschränkten» Sinn der Segnungen des medizinischen «Fortschritts» eine Weile überspielen. Doch diese Verdrängung wurde zunehmend mühsam. Wohl denn, ich vernehm die Botschaft, allein mir fehlt der Glaube, dachte ich oft, wenn wieder einmal eine angeblich unausweichliche Operation oder Therapie anstand, deren Sinn und Zweck sich mir nicht erschließen wollte – an der ich aber als Anästhesistin zwangsläufig beteiligt wurde. Besonders problematisch waren solche Situationen, in denen das Risiko der Nebenwirkungen und Komplikationen größer war als der zu erwartende Nutzen des Eingriffs. Die Indikationen zum Eingriff stellten die Operateure, der Anästhesie blieb nur die Notbremse einer begründbaren Verweigerung der Operationsfähigkeit in Einzelfällen. Dann überfiel mich schon mal Mitleid mit dem abhängigen Patienten, der ja dem Urteil der behandelnden Ärzte so völlig ausgeliefert schien.

Nicht selten waren aber auch die Patienten selbst der drängende Part. Es gibt den Patiententypus «dankbares Opfer», also Menschen, die ständig neue Spritzen, Tabletten oder Untersuchungen – auch Operationen – von ihren Ärzten fordern und geradezu einklagen. Patienten, die selbst der Motor fortlaufender ärztlicher Maßnahmen sind. Ihr Vertrauen in die moderne Medizin ist nahezu grenzenlos und läßt kaum Relativierungen zu. Oft verkommt der Arzt dann zum Erfüllungsgehilfen von Patientenforderungen. Egal, ob diese nun wirklich sinnvoll sind oder nicht. Solche Patienten von einem einmal gefaßten Plan abzubringen, ist äußerst mühsam.

Manchmal fragten sie mich bei der Narkosevisite am Vorabend der Operation nach meiner Einschätzung über die Notwendigkeit des Eingriffs. Bei abenteuerlichen Indikationen formulierte ich dann auch schon mal vorsichtig meine Bedenken. Sie schienen zu begreifen und sahen ihre eigene Skepsis bestätigt. Doch spätestens wenn die Medizin in Gestalt eines honorig anmutenden Universitätsprofessors im frischgestärkten, doppelreihig geknöpften Chefkittel daherkam, gefolgt von einem Schwanz eilfertiger Untergebener, und mit bestimmter Stimme sagte: «So, Frau XY, dann machen wir das also morgen früh», schmolzen sie wieder dahin. Die letzte Instanz, der Professor, schlug zu. Und das nicht etwa im k. u. k. geprägten Österreich, sondern in der Bundesrepublik Deutschland. Schlagartig begaben sie sich in eine fast kindhafte Demutshaltung und ließen sich führen von der Autorität Arzt.

Manchmal hätte ich mir etwas mehr Widerstand von den Patienten gewünscht, mehr Nüchternheit, mehr Fragen, von mir aus auch mehr Ablehnung. Doch das hätte Eigenverantwortung bedeutet. Und wer will die schon? Mündigkeit und persönlicher Mut zu klaren Entscheidungen blieben die Ausnahme. Das «Sich-klein-Machen» als Patient, die «Passivität» waren ja wesentlich bequemer. So ließ sich elegant der ganze Beurteilungs- und Entscheidungsprozeß – einschließlich der Konsequenzen – dem Arzt aufbürden. Manche Kollegen trugen diese «Bürde» natürlich auch allzugern. Oft deckte sie sich mit ihren eigenen wirtschaftlichen Interessen.

Der Kniefall vor der «Autorität Arzt» ist ein durchgängiges Phänomen, quer durch alle Gesellschaftsschichten. Der Müllfahrer verhält sich da nicht anders als der Generaldirektor. Selbst Menschen, die zu Zeiten blühender Gesundheit mit gesunder Skepsis den Segnungen der Medizin begegnen, verlieren alle Distanz, sobald sie selbst betroffen und krank sind, sobald Schmerzen oder Ängste ihr Denken beeinflussen. Dann ist auch bei ihnen der Wunsch nach autoritärer Führung größer als alle zuvor geäußerten Zweifel. Manche kamen mit Aktenordnern und Pressemappen bestens vorbereitet zum Arzt- oder Kliniktermin. Doch so sehr sie in langen Gesprächen ihre Zweifel und Bedenken äußerten: Auch sie suchten und verlangten schließlich das klare, entschiedene Urteil des Arztes. Fast jedes Gespräch endete mit dem Satz: «Sie müssen es ja wissen.» Was aber gleichzeitig den – unausgesprochenen – Nebensatz enthielt: «Aber Sie tragen natürlich auch die Schuld, wenn irgend etwas schiefläuft. Denn ich bin ja nur ein kleiner Patient und Sie der allwissende Doktor.»

Schwäche, Unsicherheit, Zögern, Abwägen – all dies will der Patient beim Arzt nicht sehen. Er sucht die Autorität und darf sich nicht wundern, wenn er bedient wird.

Wenn heute Ärzte ihr manchmal umstrittenes Handeln mit allerlei «Umständen» erklären, die diese oder jene überflüssige Maßnahme nötig machen, möchte ich sie mit Ortega y Gasset konfrontieren, der solche Rechtfertigungsversuche als schlechte Ausreden entlarvt hat:

> «Es ist falsch, daß im Leben die Umstände entscheiden, im Gegenteil. Die Umstände sind immer der Kreuzweg, an dem unser Charakter entscheidet.»

Der Charakter des einzelnen Arztes und seine persönliche Glaubwürdigkeit prägen das Bild der gesamten Medizin. Und die kommt zunehmend in Verruf.

Falsche Weichenstellungen

Der Weg des Arztberufes in die Kommerzialisierung ist leider von der ärztlichen Standespolitik und ihren Selbstverwaltungsorganen vorgezeichnet worden. Sie hat sich vor den Karren der Gesundheitsbranche spannen lassen und wird nun die Geister, die sie zugelassen hat, nicht mehr los. Standespolitik – das war für uns junge Klinikärzte ein Fremdwort. Wer hart arbeitete und durch Nacht- und Schichtdienste voll ausgelastet war, hatte keine Zeit, sich in Sitzungen und Tagungen zu ergehen. So haben wir den sträflichen Fehler begangen, die Standespolitik denen zu überlassen, die ihre Arbeit delegieren konnten. Wen wundert's, daß sie vor allem ihre Interessen zu etablieren und durchzusetzen vermochten.

Diese Entwicklung rächt sich heute. Erst in den letzten Jahren hat sich eine innerärztliche Opposition, der mittlerweile etwa 20 bis 30 Prozent der offiziellen Vertreter zuzurechnen sind, gegen die betulichen Standesfürsten organisiert. Sie wurde von den Etablierten und ihren offiziellen Verlautbarungsorganen anfangs heftig diffamiert und abgekanzelt; inzwischen findet diese Gruppe zumindest Gehör.

Nur aus eigener Kraft können sich zukünftige Ärztegenerationen dem unguten Trend der heutigen Standespolitik entziehen – der Gang durch die Instanzen ist dabei ein notwendiges Übel. Globales Denken, Widerstand gegen etablierte Positionen und gegen Standesdünkel sind gefragt, doch die Auswahlkriterien für junge Ärzte machen wenig Hoffnung: Sie zwingen bereits Schüler und erst recht Medizinstudenten eher zu angepaßtem Verhalten als zu erneuernder Kritik.

Wie es dem Arzt im Laufe seines Berufslebens immer wieder gelingen soll, ein stimmiges Bild von sich selbst zu entwickeln, ein Bild, das er nach innen vertreten und nach außen leben kann, das hat ihm niemand beigebracht. Im Studium wird ihm das jedenfalls nicht vermittelt. Auch die «Umstände» machen es ihm nicht leicht: die Ansprüche der Patienten, der Kostendruck, die technischen Entwicklungen, der sogenannte «Fortschritt». Als Arzt bei all den Anforderungen «mit sich selbst im Lot» zu bleiben, das gehört zu den Grundproblemen der modernen Medizin. Und die Rollenspiele im Arzt-Patienten-Verhältnis komplizieren eine ehrliche Auseinandersetzung über Sinn und Unsinn ärztlichen Handels. So wird der Mythos Medizin weiter kultiviert. Von beiden Seiten.

Gerade dieses Spiel mit klar verteilten Rollen, wie es sich in der Beziehung zwischen Ärzten und Kranken eingebürgert hat, greift tief in den Behandlungserfolg ein. Nicht selten hängt der Erfolg oder Mißerfolg einer Beratung von Äußerlichkeiten ab: von Gestik und Mimik des Arztes, von seiner Stimme und der Überzeugungskraft, mit der er seine Thesen vorträgt; also im weitesten Sinne auch von der Perfektion, mit der er die Rolle der Autorität spielt. Und nicht zuletzt von der chromblitzenden Aura, mit der er sich in seiner Praxis umgibt.

Dabei startet der Arzt mit einem großen Vertrauensbonus, und den sollte er nicht leichtfertig aufs Spiel setzen. Die psychologische Komponente bei Behandlungserfolgen ist unbestritten groß, nur darf das Blendwerk aus glitzernder Technik und funktionalisierter Psychologie nicht das Handwerk der Medizin verdrängen.

Nach meiner mehrjährigen Erfahrung wäre es mehr denn je angebracht, Patienten und sich selbst immer wieder zur Zurückhaltung gegenüber den numerischen «Gewißheiten», den «kalten» technischen Machbarkeiten in der Medizin und den allzu schnellen Schlußfolgerungen anzuhalten. So ließe sich mancher blindwütige Aktionismus in Diagnose und Therapie vermeiden. Mit dem Anschließen des Patienten an den technischen Fuhrpark einer Praxis oder Klinik, mit der schnellen Spritze, dem voreiligen Rezept oder der Operation ohne zwingenden Grund werden oft Kettenreaktionen in Gang gesetzt, die bei näherer Überprüfung unsinnig sind. Hier werden Allmachtsphantasien ausgelebt und reflexhafte ärztliche Handlungen etabliert. Für besonnenes Handeln, bei dem Ärzte auch die langfristigen Folgen ihres Tuns im Auge behalten, ist in dieser «Reflexmedizin» kein Platz.

Manchmal drängt sich mir die Erinnerung an die Pawlowschen Versuche auf: Kaum wird dem Versuchshund, nach mehrmaligem Anbieten der Nahrung, das Fressen vorgehalten, läuft ihm bereits der Speichel im Munde zusammen. Ein bedingter Reflex, der sich im übertragenen Sinne auch bei manchen Ärzten beobachten läßt: Der bloße Anblick eines Patienten läßt sie bereits ein gesamtes Diagnoseprogramm entwerfen, das man an ihm durchführen kann. Das geht bis in ethisch bedenkliche Bereiche: Ein junges Unfallopfer mit irreversibler Schädel-Hirn-Verletzung weckt die Begehrlichkeit der Transplantationschirurgen. Um klarzustellen: Ich habe nichts gegen Organentnahmen, wenn diese zu Lebzeiten vom Spender ausdrücklich gewünscht und bewilligt wurden. Ich wehre mich aber gegen die Überfallkommandos auf trauernde Angehörige, denen unmittelbar nach Benachrichtigung über den Tod eines Kindes oder Ehepartners eine für sie schwierige Entscheidung abverlangt wird. Denn in jedem Fall müssen zur Zeit noch die Angehörigen die Zustimmung zur Organentnahme erklären. Was spräche dagegen, zu Lebzeiten verbindliche Auskünfte über die Bereitschaft jedes Bürgers zur Organentnahme einzuholen, um solche entwürdigenden Gespräche im Augenblick des größten Schmerzes zu vermeiden?

Die Diskussion um die Austragung einer Schwangerschaft (ab der 15. Woche) bei einer hirntoten Frau in der Universitätsklinik Erlangen war ein klassisches und Emotionen auslösendes Beispiel. Die nach einem schweren Autounfall in die Neurochirurgie eingelieferte Frau wurde «gemäß einer innerklinischen Abmachung» nach Feststellung des Hirntodes in die Chirurgie verlegt. Es liegt auf der Hand, daß sie dort zur Nierenentnahme «gelagert» wurde. Durch einen Zufall (das Veto eines Anästhesisten, der von der bestehenden Schwangerschaft erfahren hatte) ergab sich eine völlig veränderte Konstellation. Zwar ließ sich nun nicht mehr die Niere entnehmen, dafür entstand aber die Chance auf einen sensationellen wissenschaftlichen Behandlungsversuch. Nur ein beherztes Unterlassen aller lebenserhaltenden Bemühungen hätte zu diesem Zeitpunkt die Zwangsläufigkeit aller Folgeentscheidungen noch verhindern können.

Im katholisch-konservativen Bayern wurde aber aus dem Transplantationsmalheur eine Tugend gemacht. Der verantwortliche Arzt entschied sich nach Beratung mit anderen Kollegen und dem Studium der einschlägigen Fachliteratur zum Austragen dieser Schwangerschaft in einem hirntoten Organismus. Eine aus sieben Männern (!) bestehende Ethikkommission lieferte hinterher die formale Rechtfertigung. Bemerkenswerterweise waren in dieser Kommission nicht auch jene Menschen vertreten, die die unmittelbare Arbeit an einem solchen «leblosen» Patienten bewältigen müssen, nämlich Pfleger und Schwestern. Um eine bizarre Lebendumgebung für den Fötus herzustellen, mußte die hirntote Frau nicht nur beatmet sowie mit Flüssigkeit und Medikamenten versorgt, sondern auch beturnt, gestreichelt und angesprochen werden. Eine gespenstische Szenerie.

Wieweit der Fötus die Zeit bis zum erstmöglichen Entbindungstermin – nach circa sechs Monaten – hätte überleben können und ob er durch Sauerstoffmangel am Unfallort nicht bereits schwer geschädigt war, entzog sich der Beurteilung. Auch wenn sich die Großmutter des Unfallopfers unter subtilem Druck letztlich zur späteren Versorgung des Kindes bereiterklärt hatte, mußte man befürchten, daß selbst unter optimalen medizinischen Bedingungen ein Kind auf die Welt geholt worden wäre, das ein Leben lang mit dem Stigma, «aus einer Leiche geboren zu sein», hätte leben müssen. Die Presse hätte es bis in den letzten Winkel der Erde verfolgt. Eine normale Entwicklung wäre mehr als fraglich gewesen. Und ein solcher Präzedenzfall – so sehr er auch diskutiert und kritisiert worden ist – wäre als Beleg für die medizinische Leistungsfähigkeit in die wissenschaftliche Literatur eingegangen und von Nachahmern begierig zitiert worden.

An diesem Fall wird deutlich, wie weit die Technik bereits in die Entscheidungsprozesse der Ärzte eingreift, wie sehr sie ärztliche Entscheidungen präjudiziert, die mehr sein sollten als «Wenn-dann»-Schlußfolgerungen. Ein Arzt hat im Gegensatz zum Medizintechniker auch die Spätfolgen und -wirkungen seiner Maßnahmen zu bedenken. Seine Entscheidung darf nicht von technokratischen Machbarkeiten bestimmt werden. Er muß sogar das Recht haben, sich zu irren.

Die Beziehungskiste Arzt – Patient

Vieles im Verhältnis Arzt – Patient läuft auf einer irrationalen Ebene ab. Gefühle, Schwingungen, Sprache spielen eine wichtige Rolle – besonders die «Geheimsprache» Latein, die in der Regel nur der eine Dialogpartner versteht und in der er monologisiert. Das Benennen von Beschwerden, die der Patient vorträgt, mit einem möglichst lateinischen Namen täuscht bereits das Wissen um die Krankheit vor und schafft eine künstliche und oft sogar gewollte Distanz. Dabei läßt sich jede lateinische Diagnose auch in deutscher Sprache erläutern, schließlich haben wir im Studium den umgekehrten Weg ja auch lernen müssen. Doch ein lateinischer Begriff klingt eben bedeutend, und für viele Patienten ist schon das Aussprechen einer lateinischen Diagnose ein Stück der Therapie.

Man braucht viel Psychologie, viel Fingerspitzengefühl im Umgang mit Patienten. Der erste Eindruck ist prägend, für beide Seiten; also geht ihm eine Phase des vorsichtigen Belauerns voraus. «Geht er genügend auf mich ein, wird er mir helfen?» fragt sich der Patient. «Was will er, warum kommt er wirklich?» reflektiert der Arzt. «Ist er ernsthaft krank oder sucht er Aufmerksamkeit und Zuwendung, oder möchte er vielleicht nur eine Krankmeldung für den Arbeitgeber?»

Die große ärztliche Aufgabe, kranke Menschen zu führen, ihnen das Gefühl der Geborgenheit zu geben und ihre Beschwerden zu lindern, gehört vor allem in den hausärztlichen Bereich. Diese von Fachärzten und Spezialisten oft mitleidig belächelten Allgemeinmediziner oder «Barfußmediziner» haben die schwierigste und zeitaufwendigste Arbeit zu leisten – und werden (dank eines irrwitzigen Honorarsystems) am schlechtesten bezahlt. Ihre beratenden Tätigkeiten, einschließlich der Hausbesuche, sind sehr zeitintensiv und im Gegensatz zu den vielen technischen Leistungen der Fachärzte nicht delegierbar. Dennoch ringt selbst der mittlerweile zum Facharzt für Allgemeinmedizin avancierte Hausarzt um die Anerkennung von Kollegen und Patienten. Den Laien zieht's zum Experten – nur dort fühlt er sich gut aufgehoben. Das sind die Früchte einer verfehlten Standespolitik. Das Expertentum hat Konjunktur.

Jede medizinische Fachrichtung hat ihre Eigenheiten. Man wird nicht ganz ohne Grund Psychiater oder Gynäkologe, Chirurg, Kinderarzt oder Anästhesist und Intensivmediziner. Die eigene Biographie, besondere Fingerfertigkeiten und Neigungen, aber auch das Selbstbild beeinflussen die Auswahl des Fachgebietes.

So lassen sich unterschiedliche Fachrichtungen ganz grob folgenden unterschiedlichen Temperamenten zuordnen: Die Hautmedizin, die Arbeitsmedizin, die Augenheilkunde, die HNO und auch die Mikrochirurgie zählen zu den «ruhigen» Fächern, sind also eher etwas für wohltemperierte Gemüter. Zumindest solange diese Fachrichtungen nicht gerade in einer riesigen Durchlaufpraxis ausgeübt werden. Von Cholerikern und Sanguinikern bevorzugt werden die «schnellen Jobs», die fixes und beherztes Zupacken erfordern und ein großes Maß an Entscheidungsfreude verlangen, wie die große Chirurgie, die Orthopädie, die Intensivmedizin und die Anästhesie, zumindest dort, wo sie mit der Notfallmedizin an Großkliniken zusammenfällt.

Gerade in den hektischen Fächern zeigt sich manchmal, daß viele Ärzte der ständigen Überforderung nicht gewachsen sind. Ihre Abwehrreaktionen sind vielfältig: von geschickter Verdrängung über Zynismus bis hin zur Flucht in Medikamente und Alkohol. Nicht von ungefähr sind der Alkoholkonsum und die Suizidrate gerade unter den Ärzten beachtlich.

Grundsätzlich besteht ein himmelweiter Unterschied zwischen der Beurteilung der Fähigkeiten von Ärzten durch Abhängige (Patienten) und ihrer Einschätzung untereinander. Ärzte untereinander kennen die Schwächen des Systems und wissen um ihre Schaumschläger. Diese Erfahrungen gaben mir auch den Mut, dieses Buch zu schreiben. Ich sehe mich durch Gespräche – zumindest unter vier oder sechs Augen und unter Ausschluß der Öffentlichkeit – in meinen Einschätzungen von vielen Kollegen bestätigt.

Zuwendung rechnet sich nicht

Das fatale Abrechnungssystem, das frei praktizierende Ärzte zwingt, vor allem gute Kaufleute zu sein und erst in zweiter Linie gute Ärzte, machte sie zu Handlangern eines technokratisch orientierten Praxisbetriebs. Wie Mäuse in der Trommel mußten sie sich immer schneller im Laufrad drehen, um ihre Bankkredite für technische Einrichtungen zu tilgen, das heißt, sie mußten immer mehr Patienten pro Zeiteinheit durch ihren teuren Fuhrpark schleusen und möglichst oft zur lukrativen Spritze greifen. Die beratende Medizin, die Zuwendung, das Gespräch werden dank einer verfehlten Standespolitik geradezu bestraft. Also erlagen viele Kollegen der Verlockung, durch hohen Umsatz an Patienten und Einzelleistungen Kasse zu machen.

Die ärztliche Einsicht und die volkswirtschaftliche Vernunft wurden durch die bisherigen Berechnungsrichtlinien für medizinische Maßnahmen konterkariert. Maßvolles Behandeln und Verordnen ist unlukrativ; das gilt für die Praxen und vor allem für den Krankenhausbereich. Beim Gegenlesen dieses Buches ist manchem Fachkollegen erstmalig klargeworden, welche volkswirtschaftlichen Größenordnungen ihre oft routinemäßigen und unbedacht angeordneten Maßnahmen bei der Summe aller Versicherten ausmachen.

Selbstkritische Kollegen wissen um die beschränkten Möglichkeiten, im Sinne von endgültiger «Heilung» ärztlich zu wirken. Obwohl der Patient lieber ein idealistischeres Bild von seinen Ärzten hat: Wir Ärzte haben mehr «geholfen» als «geheilt». Bis heute sind Ärzte vor allem Anlaufstelle für seelische Leiden und Nöte, also eher «Lebensbegleiter» als «Lebensretter». Selbst wenn sie kurzfristig als Lebensretter agieren, wie der prominente Operateur der ersten Herzverpflanzung, Professor Barnard aus Kapstadt, vor vielen Jahren, dann sollten wir nicht vergessen, daß der transplantierte Patient nach wenigen Tagen verstarb und daß auch die heute «Geretteten» meist lebenslang Patienten bleiben und permanent betreut werden müssen. Die erhoffte «Heilung» ist oft nur der Legitimationswunsch der Patienten für zuvor erlittene Qualen – seien es die Folgen der Erkrankung selbst, oder seien es «iatrogene», das heißt, durch den Arzt zugefügte Leiden im Rahmen von Diagnostik oder Therapie. Wer sich jahrelang Spritzen in die Pobacke jagen läßt, will an den Erfolg auch glauben.

Nur bei wenigen Erkrankungen hat man das Glücksgefühl der konkreten Heilung: in den chirurgischen Fächern, bei der Unfallheilkunde, in der Orthopädie, in der Kinderheilkunde und bei einigen ausgewählten Krankheitsbildern der übrigen Medizin. Zumeist bedeutet ärztliche Behandlung: Begleitung einer Erkrankung durch ihre unterschiedlichen Stadien, Schmerzlinderung, medikamentöse Einstellung auf erträgliche Werte, zum Beispiel beim Diabetes, und vor allem psychologische Führung. Besonders bei den Alterserkrankungen und bei chronischen Krankheiten ist die Begleitung des Patienten durch das Auf und Ab der Beschwerden die eigentliche ärztliche Leistung. Doch gerade das Gespräch, die Beratung – das Wichtigste – wird lächerlich honoriert, mit circa acht DM; selbst die dazugehörende Untersuchung bringt gerade 13,45 DM. Das Ruhe-EKG, von der Arzthelferin angelegt, bringt dagegen bereits 25 DM, eine Ultraschalluntersuchung um die 40 DM und das Belastungs-EKG mit 12 Ableitungen 50 DM ein. Das Kleinvieh der vielen Einzelbestimmungen aus Blut- oder Urin-Labortests summiert sich zu erquicklichen Summen. Viele besonders clevere Ärzte sind an den Laborgemeinschaften auch noch beteiligt.

Engagierte Ärzte, die eine Zuwendungsmedizin ohne Dominanz der gewinnbringenden Diagnostik betreiben wollen, laufen leider zunehmend Gefahr, bankrott zu gehen. Ich kenne mehrere Kollegen, die vor dieser Erkenntnis kapitulieren und nur noch Praxisvertretungen machen oder in andere Berufe ausweichen. Und es waren nicht die schlechtesten Ärzte.

Lichtblicke

Sicher gibt es Sternstunden in der Medizin: die unerwartete Besserung eines chronischen Krankheitsverlaufes, die oft rührenden und wohligen Vertrauensbekundungen dankbarer Patienten, das Aufspüren einer klaren Diagnose. Während meiner Tätigkeit in der Kinderkardiologie war dies das dominierende Gefühl.

Damit kein Zweifel aufkommt: Ich verdamme die Technik nicht – und schon gar nicht in Bausch und Bogen. Aber ich möchte sie beschränkt wissen auf klare Indikationen. Mit sorgfältiger Untersuchung und filigraner Diagnostik (mit EKG, Ultraschall oder Katheteruntersuchung, mit Shuntmessung, später mit Computertomographie) ein Loch in der Herzscheidewand oder den Herzklappenfehler eines Säuglings als Ursache von bedrohlicher Luftnot und Erschöpfung auszumachen und zu behandeln, das war handfeste Medizin. Solche Defekte ließen sich meist durch sinnvolle Operationen beheben, die den Kindern und ihren Eltern ein fast normales Weiterleben ermöglichten. Dort schloß sich der Bogen aus akutem Leiden, Defektsuche und Operation zu einem sinnvollen Ganzen. Diese Medizin war uneingeschränkt schön.

Es war faszinierend zu sehen, wie bedingungslos Mütter und Väter ihre mongoloiden Kinder liebten und förderten, denen die ungerechte Natur neben ihrem Chromosomendefekt oft auch noch einen Herzfehler mit auf den beschwerlichen Lebensweg gegeben hatte. Es war eindrucksvoll, wie aufopfernd sich Eltern um ihre Frühgeborenen in den Brutkästen bemühten, wie sie den Körperkontakt suchten, trotz der trennenden Glaswände. Auch bei bedrückender Enge wachten die Eltern Tag und Nacht im Schichtwechsel an den Bettchen der Kleinen.

Daß auch eine noch so fürsorgliche Intensivbehandlung unreife Neugeborene nicht davor schützt, daß sie schwere Hirnschäden davontragen können, wollte ich damals nicht wahrhaben. Auch die Tatsache, daß diese Kinder als Spätfolge einer langen hochprozentigen Sauerstoffbeatmung – wie früher üblich – häufig erblindeten, wurde im Bemühen um das Überleben verdrängt. Der vordergründige Erfolg war so beeindruckend, die Bemühungen aller Beteiligten so rührend und die Hilflosigkeit dieser Wesen so ergreifend. Außerdem war eine Gesamtbeurteilung oft erst nach vielen Jahren möglich.

Der Nachtdienst in einer Kinderklinik bot neben der Kardiologie die ganze Palette von Kinderkrankheiten. All diese um Luft ringenden Pseudokrupp-Kinder, die Masern, die Röteln, die Krampfanfälle und Hirnhautentzündungen und immer wieder zwischendurch jene Bagatellen, die besorgte Eltern nachts in die Klinik treiben. Es gab aber auch mißhandelte, geschundene, geschlagene oder getretene Kinder, die von ihren Eltern oft mit den abenteuerlichsten Ausreden – wie «Treppensturz» oder «aus dem Bett gefallen» – in die Klinik gebracht wurden. Familiendramen liefen dort ab: Alkoholprobleme der Eltern, Drogennöte und inmitten dieses Chaos die völlig verwahrlosten Kinder. Die Augen dieser Kinder sprachen Bände, und die Angst verschlug ihnen die Sprache. Oft fanden solche Kinder erst durch das Jugendamt den Weg zum Arzt.

Und wie soll man beispielsweise entscheiden, wenn zwingend notwendige Operationen oder Bluttransfusionen von den Eltern abgelehnt werden, weil sie den Zeugen Jehovas angehören? Manchmal mußten die Behörden auch von uns eingeschaltet werden.

Nach einem knappen Jahr Zusatzausbildung in der Todesstille der Pathologie, in der ich nach der Approbation als Ärztin gearbeitet hatte und wo ich jeden Tag zuerst morgens eine Leiche sezierte und nachmittags die Gewebeschnitte färbte und mikroskopierte, war die Arbeit in der bunten, lauten Kinderklinik das pralle Leben. Gerade dort aber war das Sterben etwas Unfaßbares, von dem man sich bis in die Nacht hinein nicht erholte. Die Fassungslosigkeit und Bedrückung über den Tod von Kindern verfolgte mich oft wochenlang.

Fachliche Neugier auf die operative Medizin verschlug mich später in die Anästhesie und Intensivmedizin. Dort absolvierte ich meine fünfjährige Facharztausbildung, durchlief in dieser Zeit neben den verschiedenen Intensivstationen sämtliche Abteilungen einer Universitätsklinik: von der Chirurgie und Herzchirurgie bis zur HNO- und Augenklinik, von der Neurochirurgie bis zur Geburtshilfe, von der Hautklinik bis zur Kiefer- und Gesichtschirurgie. Zunächst als angehende Fachärztin, später in leitender Funktion als Oberärztin mit aller Verantwortung für die mir anvertrauten Patienten und für die jüngeren Ärzte.

An der Uniklinik einer Großstadt blieb einem nichts erspart. Hier landeten die Messerstechereien aus der Halbwelt ebenso wie verprügelte Ehefrauen oder Drogenopfer. Hier wurden Brandopfer eingeliefert und schwerstverunfallte Motorradfahrer. Hier lagen angeschossene Gewaltverbrecher neben dem Herzinfarkt oder dem Schlaganfall aus der Nachbarschaft.

Manchmal häuften sich die Unfälle, dann reichten die vorhandenen Notdienstmannschaften in den Abteilungen nicht aus, und die Rufbereitschaft mußte von zu Hause dazustoßen. Wenn mehrere Großunfälle gleichzeitig passiert waren und die Verletzten schneller im Krankenhaus eintrafen als das herbeigerufene Zusatzteam, dann spielte man schon mal ungewollt «Gottvater». Wen versorgt man zuerst? Wer muß warten? Eine bedrückende Qual der Wahl.

Hohe Verantwortung und häufige Nachtdienste gehen mit der Zeit ans Mark. Besonders bedrückend ist der jahrelange Umgang mit Sterben und Tod auf Intensivstationen, wo Vergeblichkeit und Leid die gelegentlich erlebten Glücksgefühle in den Hintergrund drängen. Natürlich gibt es Erfolgserlebnisse, doch bei der heute üblichen Altersstruktur auf Intensivstationen, mit den vielen todgeweihten alten Menschen, überwiegt das Belastende.

Carpe diem oder Der Fluch der Technik

Die Gespräche mit Sterbenden und Chancenlosen haben bei mir nachhaltige Eindrücke hinterlassen. Ich war Ende Zwanzig, als ich mit diesen «Lebensbilanz»-Gesprächen erstmals konfrontiert wurde. Mancher fast beiläufig dahingehauchte Satz eines Sterbenden hat meine eigene Einstellung zum Leben stark beeinflußt. Das Nachdenken über das Ende hat zu Veränderungen der eigenen Lebensinhalte und Wertungen geführt.

Das nächtliche Gespräch mit einem sterbenden jungen Mann, Mitte 30, auf der Intensivstation, das er – wissend um sein baldiges Ende – mit den Worten schloß: «Und das soll schon alles gewesen sein? Ich wollte doch noch...», das war ein Schlüsselerlebnis. Diese Sätze erinnerten mich an das alte «Carpe diem» aus den Oden von Horaz – dieses «Pflücke den Tag – genieße jeden Augenblick». Ein Grundlebensgefühl, das mich bis heute nicht mehr verlassen hat. Ich versuche seither, jeden Tag so zu leben, als könnte es der letzte sein. Und wenn es dann irgendwann soweit ist, dann will ich sagen können: Bis gestern war es schön, ich habe gelebt, wie ich es für richtig hielt, habe getan, was mir wichtig war.

Die Rechnung mit dem «Später», mit alldem, was man dann irgendwann zu unternehmen gedenkt, wenn man Zeit hat oder in Rente geht: Diese Rechnung geht allzuoft nicht auf. Das hatte ich durch das Schicksal anderer schon sehr früh begriffen. Mit einem «Und das passiert dir nicht...» habe ich dieses Zimmer verlassen.

Als alleinstehende Mutter und Ärztin in einem so belastenden Beruf gab es Momente, in denen ich mich fragte: Was machst du hier eigentlich? Kommt nicht alles andere zu kurz? Ist das noch die Medizin, die du wolltest? Wenn dann noch Zweifel an dem Sinn der Arbeit aufkommen, wenn durch Schwesternmangel und fragwürdige Operationsindikationen unnötige Risiken produziert werden, dann gerät das Fundament ins Wanken. Dann kann man sich der Frage nicht entziehen: Woran beteiligst du dich, welche Rolle spielst du, wie weit gehst du mit? Ab wann bist du als Anästhesist Mittäter, mitschuldig, wenn vermeidbare Komplikationen auftreten?

Solche Fragen und Selbstzweifel scheinen übrigens vor allem Frauen zu plagen. Von dem fast 50prozentigen Anteil der Frauen im Medizinstudium verbleiben später gerade einmal zwei Drittel im Beruf. Die Enttäuschung ursprünglicher Ideale und Hoffnungen im Klinikbetrieb, «die Begegnung mit der Organisation», beeinflußt die Entscheidung vieler Frauen: für die Familie und gegen den Beruf.* Dieser freiwillige Rückzug macht den männlichen Pseudowissenschaftlern und Machtstrategen natürlich auch den Weg frei und fördert somit die Weiterentwicklung «falscher» Inhalte in der Medizin. Dieser Vorwurf trifft allerdings weniger die Frauen als die Männer. Ich mußte für mich entscheiden, was ich mir zuzumuten und was ich medizinisch und menschlich zu verantworten bereit war.

Manchmal sank ich nach einer Reanimation oder einer durch-

* Vgl. den Bericht von Monika Sievering in: *Deutsches Ärzteblatt* 4/1992.

arbeiteten Nacht erschöpft auf einen Stuhl und träumte von einem Blumenladen. In unkritischer Verklärung stellte ich mir vor, irgend etwas zu tun, was nur schön ist. Einfach zu sehen, wie etwas wächst und blüht und gedeiht, es zu wässern und zu hegen und nicht pausenlos zu reparieren, zu flicken, zu trösten. Nicht ständig von Unglück, Leid und Schmerz umgeben zu sein, und nicht ständig stark sein zu müssen, weil es von einem erwartet wird, auch wenn man längst selber erschöpft und ausgebrannt ist.

«Burning-out»-Syndrom nennen das die Fachleute. Es tritt besonders dann auf, wenn bei langanhaltenden Belastungen die Realität mit dem eigenen Anspruch nicht mehr übereinstimmt.

Immer wieder keimten diese Gedanken auf, immer wieder wurden sie weggewischt: von dem nächsten Notfall, der nächsten Routineoperation, der Verantwortung für übernommene Aufgaben. Die Rahmenbedingungen für die Arbeit wurden immer problematischer. Der Pflegenotstand machte mir schon damals große Sorgen: Immer weniger ausreichend qualifiziertes Personal stand für immer komplizierter werdende Aufgaben zur Verfügung. Die Versorgung von Patienten nach langen, schweren Eingriffen wurde immer unzureichender. Natürlich gab es auch fabelhafte Mitarbeiter unter dem Pflegepersonal, doch es blieb nicht verborgen, daß sie am Ende ihrer Kräfte waren. Der Operationswut der Chirurgen tat das allerdings kaum einen Abbruch.

Es war nur eine Frage der Zeit, wann ernsthafte Zwischenfälle auftreten würden. Und es häuften sich die Momente, wo ich innehielt und mir die Frage stellte, ob ich für all das noch die Verantwortung tragen wollte und konnte und was ich daran ändern könnte.

Der bürokratische Weg war lähmend und wenig erfolgreich; das Problem war bekannt und fand formale Aufmerksamkeit; doch mehr als Absichtserklärungen der Verwaltung und kurzfristige Flickschusterei habe ich nicht erreichen können. Was ich in einem hochmodernen Gesundheitsbetrieb vorfand, war eine wissenschaftlich orientierte, technokratische und inhuman werdende Medizin, die keine Zeit mehr ließ für eine sorgfältige Betreuung der Patienten und das Maß an Zuwendung, das ihnen zusteht.

Die «High-Tech»-Medizin war unaufhaltsam auf dem Vormarsch; sich dagegen aufzubäumen war ein Kampf gegen Windmühlen – und an einer Uniklinik auch irgendwie lächerlich. Gerade Universitätskliniken rechtfertigen ihre technisch aufwendige Medizin mit der «Fortschrittlichkeit» und «Wissenschaftlichkeit». In den Universitätskliniken liegt ja die Wiege einer Medizin, die ihren «Erfolg» an der Perfektionierung der Operationsverfahren und der Diagnosetechniken bemißt. Besonders hier wird an wissenschaftlichen Hochschulkarrieren gebastelt; gerade hier darf unter dem Signum der Forschung großzügig experimentiert und getestet werden. Sie sind oft die Epizentren ethisch fragwürdiger Experimente, wie auch das Beispiel von Erlangen beweist.

Weniger ist mehr

Aufwendigste Operationen und massiver pharmazeutischer Beschuß führen doch letztlich nicht daran vorbei, daß viele Patienten früher oder später – mitunter qualvoll – sterben. Um einige Illusionen ärmer und jämmerlicher vielleicht, als wenn sie friedlich unter hoher schmerzstillender Betreuung im Kreise ihrer Familien verbleiben würden. Vor allem sterben sie einsamer und länger in den hochmodernen Kliniken. Daß es auch so etwas wie die «Ethik des Lassens» gibt, das habe ich damals begriffen.

Willy Brandt hat am Ende seines Lebens aus meiner Sicht eine weise Entscheidung getroffen. Er hat es vorgezogen, unter hohen Morphindosen zu Hause zu sterben statt in einem sterilen Hochsicherheitstrakt der Intensivstation einer Großklinik, nachdem feststand, daß alle sinnvollen medizinischen Möglichkeiten ausgereizt waren. Auch die Zigeuner, die gelegentlich einen ihrer Angehörigen in unserer Klinik operieren ließen, waren unnachgiebig, wenn sie das Ende heraufziehen sahen. Sie unterschrieben mit großem Selbstverständnis den formaljuristischen Wisch des Stationsarztes, daß der Patient gegen ärztliche Anordnung und auf eigenen Wunsch die Klinik verläßt. Sie ließen ihre Alten nur im Kreise der Großfamilie oder Sippe sterben. Ihr feiner Instinkt für Würde verbietet ihnen, Todgeweihte der Anonymität einer Großklinik zu überlassen oder sie gar zum Sterben dahin abzuschieben. Diesbezüglich könnte unsere feine bürgerliche Gesellschaft einiges von ihnen lernen.

Viele solcher Eindrücke sind mir bis heute lebendig. Ein konkretes privates Erlebnis kam hinzu: Mein damals eineinhalbjähriger Sohn verletzte sich mit einem Messer am Augapfel, während ich, neben ihm sitzend, telefonierte. Er hatte sich das scharfe Küchenmesser in einem unbeobachteten Augenblick geschnappt und wollte seinen Apfel selber schälen. In Panik ergriff ich das Kind und raste mit ihm in die Augenklinik. Eine erfahrene Augenärztin untersuchte ihn und teilte mir mit, daß die Linse des verletzten Auges entfernt werden müsse, sobald er für die Narkose wieder nüchtern sei, also frühestens in sechs Stunden. Durch den Schnitt sei die Hornhaut durchtrennt und sogar die Linse angeschnitten – also nicht zu retten. Erfahrungsgemäß würde sie bald aufquellen und eintrüben. Deshalb müßte sie entfernt werden.

Auch eine zweite Ärztin, die auf meine Bitte zusätzlich herbeigerufen wurde, bestätigte diese Auffassung. Ich war verzweifelt. Was war das für eine Perspektive, einem anderthalbjährigen Kind die Linse zu entfernen und ihn ein Leben lang von einer komplizierten Optik abhängig zu machen?

Ich gab mich nicht zufrieden und bestand darauf, daß man alle Möglichkeiten ausschöpfen sollte, die Linse zu erhalten. Sie war noch nicht trüb, vielleicht gab es eine Chance, sie durch Säuberung und Spülung in Narkose unter antibiotischem Schutz zu retten. Vielleicht ließe sich so die Infektion und Trübung der Linse verhindern. Mein Auftreten war wohl so hartnäckig, daß man meiner dringenden Bitte nachkam.

Doch dann kam der Einwand des vollen Magens. Mein Sohn hatte ja gerade noch gegessen. Das Risiko einer Narkose mit vollem Magen wollte niemand tragen. Ein derartiges Risiko geht man nur bei lebensbedrohlichen Notfallsituationen ein, nicht unbedingt wegen einer Augenoperation. Ich mußte die Entscheidung und Verantwortung für die risikoreiche Blitznarkose an meinem nicht nüchternen Kind also auf die eigene Kappe nehmen, wenn ich die Chance einer sofortigen Säuberung des Auges unter OP-Bedingungen erzwingen wollte.

Immerhin hätte mein Kind auch an seinem Erbrochenen während der Einleitung der Narkose ersticken können. Die Gefahr war mir bewußt. Aber es gab nur diese eine Chance: Jetzt operieren und säubern oder die Gefahr der Quellung und Trübung in Kauf nehmen. Ich nahm meinen ganzen Mut zusammen und flehte, daß es die richtige Entscheidung sein möge.

Eine erfahrene befreundete Narkoseärztin hatte Nachtdienst. Ich rief sie an und bat sie, diesen Eingriff trotz des Risikos einzuleiten. Gott sei Dank gibt es noch mutige Ärzte, die nicht nur juristische Absicherungsmedizin betreiben. Sie verstand meine Not und half mir. Die Beruhigungsspritze gab ich meinem kleinen Sohn noch selbst. Dann verließ ich den OP und irrte voller Angst durch den naheliegenden Klinikpark. Ich wollte die Kollegin durch meine Anwesenheit nicht irritieren. Aus der Ferne sah ich die Lichter oben im OP und wußte, daß ich eine große Verantwortung auf mich geladen hatte. Es war nur ein Versuch, aber einer, der sich im Interesse meines Kindes lohnte. Die möglichen Komplikationen wagte ich mir gar nicht auszumalen. Vom Ersticken bis zur Sehnerventzündung war alles denkbar.

Aber es ging gut. Die Linse quoll nicht auf.

Nach mehreren Tagen, die ich Tag und Nacht neben seinem Bett verbrachte, während seine Augen abgedunkelt und ruhiggestellt werden mußten, durfte mein Sohn nach Hause. Bis dahin hatte ich alle Märchen dieser Welt erzählt und alle mir bekannten Lieder gesungen, um ihn ruhig zu halten.

Sein Auge ist unversehrt. Er hat nichts zurückbehalten, die Linse hat nicht einmal einen kleinen Defekt, und auch die Hornhautnähte sind völlig problemlos verheilt. Er ist ein Wildfang und hat keinerlei Einschränkung seiner Sehkraft.

Als Ärztin konnte ich mich durchsetzen, einen großen Teil der Verantwortung für eine ungewöhnliche Entscheidung selbst übernehmen. Doch dieses Erlebnis gab mir zu denken: Jede andere Mutter wäre in einer ähnlichen Situation dem Urteil der Ärzte blind gefolgt. Sie hätte nicht gewagt, dagegen zu opponieren; ihr hätte auch das Wissen gefehlt, andere Vorschläge wirksam einzubringen. Und jeder Jurist hätte den Ärzten recht gegeben. Sie haben nach dem Stand der «Wissenschaft» fachlich einwandfrei argumentiert. Sie hatten ihr Urteil «lege artis» – nach den Regeln der Kunst – gefällt. Doch es wäre eine endgültige Entscheidung gewesen, obwohl es auch noch einen anderen Weg gegeben hat.

Auch dieses Erlebnis hat mich entscheidend geprägt und meinen Blick für das «Zuviel» und das «Zuschnell» in der Medizin geschärft. «Weniger» ist manchmal «mehr». Vielleicht sollten wir den behutsamen Behandlungsmöglichkeiten und den natürlichen Heilungsprozessen eine Chance lassen, bevor wir zu gravierenden Maßnahmen greifen und irreversible Entscheidungen treffen. Die jeweils gängige Lehrmeinung – die sich im übrigen ständig ändert – darf nicht zum Dogma werden. Ärztliches Handeln muß auf individuellen Entscheidungen beruhen; der Rückzug auf die formaljuristisch sichere Seite ist für Ärzte sicher der unangreifbare, für den Patienten aber oft der schlechtere Weg.

Als ich viele Jahre später die Medizin verließ und meinem überraschten Chef meine Entscheidung mitteilte und begründete, fragte er:

Ob das mein Ernst sei – es war mein Ernst.
Ob ich eine bessere Stelle hätte – hatte ich nicht.
Ob ich an meine Rentenansprüche gedacht hätte – hatte ich nicht.
Und ob ich mir die Entscheidung wirklich gut überlegt hätte – das hatte ich!

Vielleicht habe ich die Medizin zu sehr geliebt, um mit ihr zu verkommen.

Ich solle doch nichts überstürzen und nochmal gründlich darüber nachdenken, riet er mir liebevoll und besorgt. Doch meine Entscheidung stand fest, sie war gewachsen und hatte ihre Gründe. Ich habe sie bis heute nicht bereut!

Kurze Zeit später hat auch mein damaliger Chef den Universitätsbetrieb vorzeitig verlassen. Wir hatten uns doch verstanden.

Schon damals wollte ich schreiben über diese Erfahrungen mit der Medizin, die so anders waren als das Bild, das den Menschen in den Medien vermittelt wurde. Aber wo immer ich das Thema außerhalb der Medizin anschnitt: Ich hatte das Gefühl, man wollte nicht verstehen.

Teure Träume

Die «High-Tech»-Medizin war auf Siegeskurs. Die «wissenschaftliche» Medizin war eine heilige Kuh. Daran durfte man nicht rütteln, schon gar nicht als Arzt mit gelebter Erfahrung. Hochglanzpoliert wurden die neuesten medizinischen Errungenschaften durch die Gazetten gejagt. Lasertechnik und Computerbilder beherrschten die Schlagzeilen. Und die Medizin war eben teuer, na und? Je teurer, desto besser. Wir hatten's ja! Das deutsche Wirtschaftswunder boomte. Deutsche Technik, deutsche Pharmazie: das hieß deutsche Wertarbeit – ein Exportschlager. «Made in Germany» war ein Erfolgsgarant, das galt auch für die Medizinsparten. Wir waren eben großartig – auf der ganzen Linie. Kritik war unerwünscht.

Erst der ökonomische Druck der letzten Jahre, die Dramatik der drohenden Pleite unserer Kranken- und Rentenversicherungen haben jetzt den Boden für eine ernsthafte Auseinandersetzung über den Sinn und Unsinn in der Medizin bereitet. Jetzt endlich scheint die Zeit reif, darüber zu diskutieren. Jetzt liest man allenthalben über die Krisensymptome des Gesundheitswesens – als gäbe es das Problem erst seit kurzem. Die Statistiken hinken der Entwicklung immer um Jahre hinterher. Erst als das ganze Ausmaß der Fehlentwicklung deutlich wurde, setzte eine breite gesellschaftliche Diskussion darüber ein. Die roten Zahlen ließen sich nun nicht mehr leugnen und vertuschen. Selbst aus der Politik kommen nun handfeste Maßnahmen. Doch den Mut zu einer inhaltlichen Diskussion vermisse ich noch immer. Bürokratische Vorgaben und Umschichtungen der Kosten sind noch keine Lösung der Problematik.

Wir betreiben unsere vielgepriesene Medizin mit einem ungedeckten Wechsel, und das seit Jahren. Wir träumen teure Träume ohne ernsthafte Auseinandersetzungen über das wirklich Notwendige und Sinnvolle.

Ich bin sicher, daß es auch heute noch schwer genug sein wird, sich dem massiven Druck von Interessenvertretern und Lobbyisten entgegenzustellen. Aber einen Versuch ist es wert. Ich bin niemandes Knecht, habe keine Lobby zu vertreten und stütze mich bei meinen Überlegungen auf eigene Erfahrungen und Bewertungen, überprüft durch vernünftige Kollegen. Ich stehe also mit diesen Einschätzungen nicht allein.

Dies soll der Versuch einer Auseinandersetzung mit dem Mythos Medizin sein. Nicht mehr – aber auch nicht weniger.

DER GESUNDHEITSTRAUM

NO BODY IS PERFECT

Credo quia absurdum (Ich glaube, weil es absurd ist).
Tertullian (um 200 n. Chr.)

Was verstehen wir eigentlich unter Gesundheit? 1946 wurde die Weltgesundheitsorganisation (WHO) gegründet. Sie definierte «Gesundheit» als die Freiheit von körperlichen, seelischen und sozialen Belastungen – also als einen Zustand der Glückseligkeit. Diese formale Beschreibung eines Idealzustandes entzieht sich jeder realistischen Handhabung. Sie hilft in der Praxis nicht weiter: Psychisches, seelisches und soziales Gleichgewicht – wer hat das schon? Das ist die typische Definition einer Behörde.

Gesundheit in diesem Sinne wäre für die meisten Erdenbürger bestenfalls ein äußerst flüchtiger, momentaner Zustand. Den Rest der Zeit wären wir demnach «krank». Oder wie soll man die Abweichung von jenem Idealzustand nennen? Nach der Definition der WHO ist jedenfalls nicht nur Karl Jaspers – wie er sagte – «dreimal am Tag krank». Ich auch!

«Gesundheit ist die Summe aller Krankheiten, die man nicht hat», sagt der Aphorismenschreiber und Immunologe Prof. Gerhard Uhlenbruck. Das klingt schon etwas handfester, obwohl es natürlich nicht «wissenschaftlich» ist. Doch im Alltag kann man mit diesem Umkehrschluß durchaus etwas anfangen. Diese optimistische Interpretation läßt den Menschen die Chance zu Lebensfreude, wohlwissend, daß überall Gefahren lauern.

Gesundheit wird vorausgesetzt. Erst durch die Krankheit lernen wir den Normzustand «Gesundheit» schätzen. Unter den alten Medizinern galt Gesundheit als das «Schweigen der Organe». Eine Definition, die mir sehr sympathisch ist, die aber zugegebenermaßen Schwächen hat: Stumm wachsende Tumoren im Frühstadium, die noch keine Symptome verursachen, werden damit beispielsweise nicht erfaßt. Der Patient weiß nichts von seiner schlummernden Krankheit: Er fühlt sich subjektiv gesund. «Er spürt nichts.»

Dennoch gefällt mir der Satz: «Gesundheit ist das Schweigen der Organe». Ich hörte diese Umschreibung erstmals während einer Chirurgievorlesung von einem alten erfahrenen Professor. Solange ich nichts weiß von einer vielleicht unheilbaren Krankheit und sie auch noch nicht spüre, kann ich mich glücklich schätzen. Dieser «Selbstbetrug» widerspricht zwar dem derzeit so populären Präventionsgedanken. Doch er hilft den Menschen, ohne Dauerangst vor potentiellen Krankheiten zu leben, die auch die «moderne» Medizin in vielen Fällen nicht ursächlich heilen kann.

Sobald ich aufgrund perfekter technischer Diagnoseverfahren mit einer zukünftig ausweglosen Situation konfrontiert werde, bin ich krank – zumindest psychisch. Das ist das zentrale Dilemma der modernen Medizin. Wir stellen perfekte Diagnosen und können doch nur wenige echte Lösungen für die aufgezeigten Probleme anbieten. Für die betroffenen Patienten ist diese Situation tragisch, denn sie erwarten nach grandioser Diagnostik auch eine ebenso grandiose Therapie und durchschlagende Behandlungserfolge.

Hier ist die Medizin oft nicht ehrlich. Sie gibt vor, zu «wissen», wo sie eigentlich noch sucht und experimentiert. Dieses Rollenspiel hat tiefe psychologische Ursachen und eine Tradition, an der niemand ernsthaft zu rütteln wagt: nicht die Patienten, nicht die Medien und schon gar nicht die «wissenschaftliche» Medizin selbst. Wo Begriffe nicht klar definiert sind, darf man sich über Mißverständnisse nicht wundern.

So unvollständig die alte, oben beschriebene Definition von Gesundheit ist, sie hat mir die Sinne geschärft für die Wahrnehmung des Patienten selbst – als Kriterium für das Wichtige in der Medizin. Sie setzt den Patienten ins Zentrum der Betrachtung und nicht nüchterne Daten und Bilder.

Solange ich mein Herz nicht spüre, also gar nicht bemerke, daß mein Herzmuskel 80mal in der Minute pumpt, das heißt über 100000mal pro Tag und das 365 Tage im Jahr (also 40 Millionen Schläge); solange ich das alles nicht registriere, fühle ich mich zumindest am Herzen gesund. Und das ist gut so. Also: Der Herzschlag, den ich nicht spüre, scheint normal zu sein. Erst das Stolpern (*Extrasystolen*), das Rasen (die *Tachycardie*), den Ausfall (*Synkope*) erlebe ich als Veränderung der Norm.

Der komplizierte Vorgang des ganz normalen Gehens oder Stehens – das Ineinanderspielen tausender Muskeln, Nerven und Gefäße, der Gelenke und der zentralen Hirnsteuerungsmechanismen – wird mir doch erst bewußt, wenn es zu Ausfallerscheinungen kommt: Wenn das Bein «einschläft», oder wenn Lähmungen und Sensibilitätsstörungen – nach Unfällen oder Verletzungen – eintreten; wenn der Muskel reißt oder die Achillessehne; wenn das Gelenk versteift ist oder wenn das Gehen nach langer Liegezeit erst wieder neu gelernt werden muß.

Erst wenn etwas nicht stimmt, schlägt der Körper Alarm, mit Ausfällen oder mit Schmerz. Heute können wir mit modernen Narkoseverfahren eine zeitlich steuerbare zentrale oder regionale Schmerzfreiheit garantieren. Nicht nur im Operationssaal, sondern auch bei der langfristigen Schmerzbehandlung von Tumorpatienten zu Hause.

Von der ersten Chloroformnarkose 1847 bis zu heutigen Formen der feindosierten selektiven Schmerzausschaltung ist viel schmerzlindernder Segen über die Menschen gekommen. Ich halte diese medizinischen Erfolge für große und wirksame Leistungen der modernen Medizin. Sie helfen den Menschen wirklich und sind nicht nur akademische Wichtigtuerei.

Wer hilft, hat recht

Die Medizin hat die Menschen schon immer fasziniert. Zu allen Zeiten bildeten sich Einzelpersonen heraus, die durch besondere Gaben oder Fähigkeiten «helfen» konnten. Dabei ging es ursächlich um das «Lindern» von Leiden und Schmerzen. Die praktische Hilfe stand im Vordergrund, der rationale Überbau war zweitrangig. Beurteilt wurde ausschließlich der Erfolg – das «Wunder» der Besserung.

Von den «göttlichen» Ärzten der Antike bis zu den Schamanen: Hilfe wurde subjektiv empfunden und mußte nicht belegbar sein. «Heilsam» waren häufig schon ein gutes Gespräch, die Anwesenheit eines vertrauten Menschen, eine ruhige und liebevolle Art der Menschenführung.

Der heutige akademische Streit zwischen Schulmedizin und anderen Vertretern der «Heilkunst» geht an den Bedürfnissen der Menschen vorbei. Dem Patienten ist derartiges Geplänkel völlig egal: Wer hilft, hat recht.

Etwa seit dem 16. Jahrhundert wurde von den Gelehrten versucht, dem Mythos Medizin mit den Anflügen einer gewissen Systematik beizukommen. Die «Historia naturalis» – die Bestandsaufnahme der Welt – trieb Forscher zu immer tieferen Einblicken in den menschlichen Körper und seine Seele. Über Beschreibungen der Tier- und Pflanzenwelt tasteten sie sich an die Physiognomie, später an die Charakterkunde und dann an die Anatomie. Die Vorstufen der Pathologie und die dazugehörigen Sektionen fanden in der Illegalität statt: Heimlich wurden damals noch Gräber geöffnet und Skizzen gemacht – im Dunkel der Nacht bei Kerzenschein. Hier wurzelt die Mystik der Medizin.

Über Bilder vom Muskel- und Skelettapparat geht die Geschichte der medizinischen Abbildungen in die Darstellung der Körperhöhlen wie den Bauchraum oder die Gebärmutter. Eine Sensation im 16. und 17. Jahrhundert. Sogar die Seele wird wie eine «Laterna magica», die Schatten auf die Leinwand wirft, in die Darstellungen miteinbezogen.

Mit der Entdeckung der Lupe und des Mikroskops werden dann auch die kleineren zellulären Strukturen erfaßt. Die technische Revolution bahnt sich an. Von nun an werden der Mensch und seine Zellen vermessen und ausgezählt.

Je näher die mathematischen Berechnungen der Astronomen im 16. Jahrhundert dem «Weltraum» kamen, desto intensiver erforschte die Anatomie den Innenraum des Menschen. Der Mensch wurde als «Mikrokosmos» entdeckt, und Bücher über die menschliche Anatomie wurden die Bestseller des 17. Jahrhunderts.

Beschränkten sich medizinische Abbildungen zunächst noch auf anatomische Kuriositäten wie Wasserköpfe, Elephantiasis oder Hermaphroditen, so kam später ergänzend die Kasuistik, also reine Fallbeschreibung, hinzu.

Der Arzt wurde in Bildern und Schriften als ehrenwertes, hochangesehenes Mitglied der Gesellschaft seiner Zeit dargestellt. Auch wenn sich seine medizinischen Leistungen und Möglichkeiten im wesentlichen auf brachiale Maßnahmen wie das Starstechen, die Schädeltrepanation oder gar die Amputation und den Aderlaß beschränkten, ließ er sich gern in edlen Posen abbilden: im Ambiente der Alchemie mit allerlei «Materia medicae», also mit Salben und Tinkturen, mit Ampullen und Schröpfköpfen – dem Utensil seiner Zeit. Seine Medizinflaschen werden dabei gern umrankt von Etiketten wie «Aqua vitae» oder «Aqua sapientiae» (also Lebenswasser oder Wasser der Weisheit). Demut und Zurückhaltung war noch nie ihr Metier! Ein bißchen hypertroph waren sie also schon immer.

Obwohl die diagnostischen Möglichkeiten der frühen Ärzte äußerst beschränkt waren – sie bestanden anfangs in Pulsfühlen und Harnbeschau und in der aufmerksamen Beobachtung von Abläufen –, inkarnierten in der Person der Ärzte symbolhaft alle menschlichen Wünsche und Hoffnungen.

Mit der Aufklärung tauchten andere Fragen auf. In dieser von England und Frankreich ausgehenden emanzipatorischen Epoche im 18. Jahrhundert zog man mit Vernunft und Rationalität gegen Aberglauben und Metaphysik zu Felde. Natur und Mensch büßten den Nimbus der göttlichen Schöpfung ein und wurden einer selbstbewußten Forschung – der Naturwissenschaft – zugänglich. Schon bald erfolgte eine Distanzierung der Menschen von der rein bildhaften Beschreibung des Körpers. Die Betrachtung des Ganzen verschwand hinter der funktionalen Analyse einzelner Teile und Abläufe: Die Physiologie gewann an Bedeutung. Später setzte eine weitere Segmentierung der Medizin ein. Aus der Chirurgie und der Inneren Medizin entwickelten sich die Gynäkologie, die Orthopädie und die Kinderheilkunde. Die Perfektionierung der Technik erlaubte immer weitere Diagnostik in immer tiefere Gewebeschichten.

Die Entdeckung der Blutdruckmessung (zwischen 1840 und 1880), die Röntgenstrahlen (1895), moderne Fixierungsmöglichkeiten und Färbungen unterschiedlicher Gewebestrukturen in der Pathologie und die ersten «Meßgeräte» wie später das EKG, die den «Kräften der Natur» auf die Spur kommen wollten, leiteten das metrische Zeitalter in der Medizin ein.*

* Vgl. Marielene Putscher: *Geschichte der medizinischen Abbildung*, Heinz Moos Verlag.

Mit fortschreitender Perfektionierung der Diagnostik bis hin zur heutigen Kernspin- und Computertomographie oder zur Lasertechnik in der Therapie wurde die «wissenschaftliche» Ausrichtung der Medizin immer dominierender und beherrschender. Klassifizierungen versuchen Ordnung in das vermeintliche Chaos ineinandergreifender Einflußfaktoren des menschlichen Körpers zu bringen, das «Rätsel Mensch» zu entwirren.

Doch immer wieder stoßen wir bis heute bei aller «Wissenschaftlichkeit» und Perfektionierung auf unerklärbare Vorgänge. Mit gezielter Therapie, die direkt am Empfängerorgan greift, über zentrale Steuerungsmechanismen wirkt oder über Genmanipulationen Einfluß nimmt, kommen wir den Geheimnissen des menschlichen Körpers zwar näher – aber so ganz verstehen können wir «das Wunder Mensch» bis heute nicht.

Heilserwartungen

Ein Priester und ein Arzt haben nach wie vor vieles gemeinsam. Beide arbeiten im Spannungsfeld zwischen Glaube und Hoffnung, beide stoßen bei ihrer Klientel auf irrationale Heilserwartungen, und beide schüren sie sogar. Die Theologie und die Medizin profitieren erheblich von dem Image, das ihnen die Gesellschaft seit Menschengedenken bereitwillig einräumt.

Und noch eines haben Mediziner und Theologen gemeinsam: Sie betreiben perfektes Marketing mit ihrer Ware – den Heilserwartungen. Mir scheint, die Kirche hat das Marketing sogar erfunden: Seit 2000 Jahren verkauft sie etwas im Diesseits, was sie im Jenseits nie einlösen muß. Offensichtlich funktioniert das fabelhaft. Da haben es die Ärzte schon schwerer.

Auch heute stehen Ärzte und Theologen immer noch an der

Spitze der Glaubwürdigkeitsskala bei der Bevölkerung, einer Skala, an deren Ende sich pikanterweise Politiker und Journalisten tummeln.

Der Kranke wie der Gläubige, alle vom irdischen Dasein Geschundenen, flüchten nur allzugern in die Irrationalität, in Wunschvorstellungen. Der katholische Theologe Prof. Joseph Rattner stellt in seinem Buch *Tiefenpsychologie und Religion* fest:

> «Der Realität entfremdet bedarf der Mensch narkotischer Tröstungen aller Art.»

Damit meint er nicht die medikamentöse Schmerzstillung, sondern die Flucht in betäubende Zustände: jede Form von Ablenkung aus einer körperlich oder seelisch schmerzenden Situation.

Der Wunsch nach vorbehaltloser Akzeptanz und Geborgenheit des Kranken läßt «normale» zwischenmenschliche Verhaltensweisen, wie Rücksichtnahme und Zurückhaltung, in den Hintergrund treten. Die eigene Not ist zu beherrschend, der eigene Druck bei Krankheit und Schmerz zu groß. Für Höflichkeiten bleibt bei chronischen Leiden oft kein Platz mehr. Der Kampf um Zuwendung bei schwerer Krankheit wird egoistisch geführt. Schon bei Kleinigkeiten geht es für den Patienten ums Existentielle.

Vor diesem Hintergrund wird der Egoismus von Schwerkranken, der für pflegende Angehörige oft kaum erträglich ist, verzeihbar.

In *Psychoanalyse und Moral* interpretiert Eugen Drewermann die individuellen Wahrnehmungen von Krankheit so: Neben den objektiv Kranken gibt es Menschen, für die Krankheit – ob real oder nicht – ein tiefer Einschnitt in ihr Selbstwertgefühl darstellt. Das «Nicht-perfekt»-Sein, das «Mängel-Haben» wird als Behinderung empfunden und als «narzißtische Kränkung».

Auch ohne nachweisbaren Befund müssen viele Menschen

zumindest psychologisch oder psychiatrisch betreut werden, weil sie sich durch Fokussierung auf ein imaginäres Krankheitsbild krank oder zumindest nicht gesund fühlen und nur noch eingeschränkt handlungsfähig sind. Diese alles beherrschende Dominanz ihrer Wahrnehmung macht sie zu Gefangenen ihrer Vorstellung.

Mit Mängeln leben

An der Fähigkeit, mit Mängeln leben zu können, entscheidet sich Glück oder Unglück. Eine alte Weisheit besagt: Das Glück ist ein «Wie», kein «Was» – kein Subjekt, sondern ein Talent. Das gilt für Gesunde ebenso wie für Kranke. Die individuelle Fähigkeit, Realitäten anzunehmen, erklärt auch, warum manche Schwerstkranke und -leidende bis zum Tode sanftmütig und geduldig, manche Hypochonder mit Bagatellerscheinungen hingegen unentwegt so grantig sind.

Für die Beurteilung der individuellen Leidensfähigkeit und Belastbarkeit taugt das äußere Erscheinungsbild eines Patienten überhaupt nicht. Ich habe fragile, zarte Persönlichkeiten als Patienten erlebt, über deren Kraft und Widerstandsfähigkeit ich nur staunen konnte.

Dagegen fanden sich übrigens – nach Aussagen vieler Kollegen und meiner eigenen Erfahrung – die meisten Hypochonder und Sensibelchen beim «starken» Geschlecht, und da wiederum besonders bei den Vertretern der kernigen «starken» Berufe, beispielsweise bei Metzgern oder Sportlehrern. So burschikos sie auftraten, oft kollabierten sie schon beim Anblick einer Spritze.

Die Angst «vor» etwas, vor Krankheiten im allgemeinen, vor medizinischen Maßnahmen oder allein dem Arztbesuch beschäftigt manche Menschen pausenlos und macht ihr Leben zum Martyrium. Wenn diese Menschen dann, mit «Diagnosen» versehen, die Praxis verlassen, ist ihr Leidensweg vorgezeichnet. Die Krankheit blockiert ihr Handeln und Fühlen.

Drewermann beschreibt die ständige Fixierung und Konzentration auf den Mangel als eine der folgenschwersten Verarbeitungsmechanismen von Verletzung oder Schädigung am Beispiel der «Organminderwertigkeit», wie sie schon von A. Adler und Freud erwähnt wurde. Die Assoziation von Krankheit mit Schuld ist seit der Geschichte von Hiob im Alten Testament prägender Bestandteil subtiler religiöser Botschaften. Und sie haben ihre Wirkungen bei den Menschen nicht verfehlt, vor allem bei Verunsicherten. Das «Warum» oder «Warum ich» wird auch heute noch, besonders bei gläubigen Patienten, in einen ursächlichen Zusammenhang mit früheren Verfehlungen gebracht.

Gerade die katholische Kirche arbeitete in der Moraltheologie mit den Bildern der «Krankheit als Strafe» und des «Leidens als Vorstufe der Erlösung». Die Heilungen und Wunder Jesu einerseits fußten oft auf schmerzlichen Seuchen und Plagen – meist zuvor gottloser Menschen –, und die religiösen Heilserwartungen der Menschen andererseits waren in der Geschichte immer dann am größten, wenn die äußere Not – durch Hungersnöte oder Seuchen – ihre alltägliche Existenz zur Qual machte. Das ist bis heute so geblieben. Der Einfluß der Kirchen in der dritten Welt und selbst im rationalen Mitteleuropa belegt dieses Phänomen, wie man bei der kirchlichen Reaktion auf AIDS unschwer erkennen kann.

Gute und böse Krankheiten

Krankheiten werden von der Gesellschaft ganz unterschiedlich bewertet und angenommen. Unsichtbare Krankheiten wie die Tumoren der inneren Organe, Leukämien, Herz-Kreislauf-Leiden oder Magen-Darm-Erkrankungen sind in der Öffentlichkeit mittlerweile weitgehend akzeptiert. Derart Erkrankte werden keineswegs ausgegrenzt, sondern liebevoll umsorgt. Mit ihnen gibt es wenig Berührungsängste.

Herz-Kreislauf-Erkrankungen wie der Bluthochdruck, der «Hörsturz» oder auch das Magengeschwür sind als «Managerkrankheiten» geradezu hoffähig geworden. Berufsbegleitend sind sie gesellschaftlich akzeptiertes Gesprächsthema auf Partys und Tagungen.

Geschlechtskrankheiten und psychiatrische Erkrankungen dagegen werden immer noch verleugnet und vertuscht. Auch alle äußerlich sichtbaren Krankheiten, die sofort ins Auge springen, wirken abschreckend und führen gerade in unserer ästhetischen Werbegesellschaft oft zu Ausgrenzung. Zumindest geht der «Gesunde» lieber etwas auf Distanz. Bei Pest und Lepra, den Geißeln früherer Jahrhunderte, basierte dieses Phänomen auf der Furcht vor Ansteckung. Bei Infektionskrankheiten mit Ausschlägen kann man es auch heute noch beobachten.

Inzwischen sind solche Ausgrenzungen aber bei Krankheiten festzustellen, bei denen eine unmittelbare Ansteckung durch bloßen Körperkontakt oder nur durch Nähe ausgeschlossen ist. Auch sichtbare Behinderungen im Gesicht, an Augen, Händen oder am Gang eines Kranken machen das gesunde Gegenüber verlegen und hilflos. Viele fühlen sich durch den Anblick dieser Kranken nicht nur verunsichert und gestört, sondern gleichzeitig irrational bedroht. Die Schmach könnte ja «überspringen», und wie man mit Krankheit umgeht, wird niemandem beigebracht.

Bereits eine bekannte Infektion mit dem HIV-Virus und erst recht das sichtbare Kaposi-Sarkom bei AIDS, diese schwarzbraunen Flecken, die manche AIDS-Kranke am Körper aufweisen, lösen bei ängstlichen Mitbürgern Panik aus. Sie weigern sich, diesen Kranken die Hand zu geben oder sie überhaupt zu berühren. Besonders AIDS-Kranke im Spätstadium, die ausgezehrt und elend aussehen und «Gesunde» allein durch ihren Anblick entsetzen, leiden unter dieser Ausgrenzung.

Als Gegenreaktion bewirkt dieses Verhalten der Umgebung beim Kranken Scham und scheue Zurückhaltung bis hin zu selbstgewählter Isolation. Ein unseliger Kreislauf, der in Vereinsamung und Verzweiflung endet, wenn er nicht durch aktives Gegensteuern der Betroffenen gestoppt wird. In Gruppen versuchen sie diese Einsamkeit zu durchbrechen und den Kontakt mit der Außenwelt aufrechtzuhalten.

Manchmal wird auch überschießend reagiert. Bei Eugen Drewermann heißt es dazu: «Je kränkender die Krankheit wird, desto übersteigerter muß die Kompensationsleistung werden.» Diese Kompensationen laufen sehr unterschiedlich ab: Während sich der eine in Logorrhoe ergießt, also dem krankhaften Redefluß über seine Krankheit, um die Angst zu kaschieren, versucht der andere, durch körperliche Teilerfolgsmeldungen auf sich aufmerksam zu machen.

Manche kompensieren ihr Defizit durch die bewußte Demonstration von physischer Belastbarkeit bis hin zu masochistischer Quälerei, der sich kein «gesunder» Mensch freiwillig unterziehen würde. Die oft abenteuerlichen körperlichen Überforderungen, die man auf Behindertenolympiaden beobachten kann, haben diesen tiefen psychologischen Hintergrund. Das «Sich-beweisen-Wollen», das «Etwas-wert-Sein», trotz starker Behinderung, wird zum dominierenden Lebensgefühl in einer ansonsten massiv eingeschränkten Vita.

So sah ich bei der Behindertenolympiade 1988 in Innsbruck

heroische Abfahrtsskiläufer auf einem Bein oder riskante Abfahrtsrennen für Blinde, die nur durch Körperkontakt mit der ausgestreckten Hand zu einem sehenden Vorfahrer die Richtung ahnten – waghalsige Aktionen. Bei der Sommerolympiade der Behinderten in Barcelona 1992 ging ein beinamputierter Weitspringer mit einer gespenstisch anmutenden Spezialkonstruktion an den Start: Mit seiner federnden Prothese am Sprungbein legte er bemerkenswerte Weiten vor.

Selbst vor Doping schrecken Behinderte nicht zurück, wie die Paralympics in Barcelona 1992 gezeigt haben. Da viele von ihnen während der Rehabilitation aus therapeutischen Gründen mit Anabolika und Cortison behandelt wurden, ist ihnen der Griff zu diesen Präparaten fast selbstverständlich. Außerdem werden sie sich sagen: Was haben wir noch zu verlieren?

Wenigstens im Sport wird ihnen die Aufmerksamkeit und Akklamation zuteil, die sie im normalen Leben entbehren. Hier sind sie untereinander in Behindertenklassen eingeteilt und können sich messen an ihresgleichen. Relative Chancengleichheit in einem ansonsten benachteiligten Leben.

No body is perfect

Jeder kennt die Schwachstellen seines Körpers, seiner Psyche, seiner «Gesundheit» am besten selbst. Manches läßt sich vertuschen, vieles verdrängen. Jeder hat Erfahrung damit.

Besonders die Schönheitschirurgen können ein Lied davon singen. Die Fixierung eines psychischen Unwohlseins auf eine Äußerlichkeit – eine zu große Nase, einen kleinen Busen und ein paar Falten hier oder dort –, von deren Korrektur, wie sie glauben, ihr zukünftiges Glück abhängt, heißt im Fachjargon «Krückenphänomen». Der körperliche «Defekt» und seine anstehende «Heilung» dienen als Krücke für die miese Gemütsstimmung und die psychische Verunsicherung. Schönheitschirurgen leben gut davon, sogar auf Krankenschein und nicht nur privat.

Im Rahmen meiner Tätigkeit untersuchte ich einmal präoperativ eine italienische Operndiva, die sich in Deutschland einer Busenverkleinerung unterziehen wollte. Mit Grandezza schwebte sie in das Behandlungszimmer: eine dralle, kräftige, rothaarige Frau mit ausgeprägten Rundungen. Allein ihr Auftritt in dem Raum war eine gelungene Inszenierung. Alles an ihr war etwas üppig, aber durchaus wohlproportioniert. Eine schöne Frau. Alles paßte zusammen – und zu ihr.

Doch sie hatte sich in den Kopf gesetzt, den Busen verkleinern zu lassen. Immerhin ein Eingriff mit Risiken: Narkosedauer, Blutverlust, fragliche Narbenentwicklung – dies alles mußte und wollte ich mit ihr besprechen, und ich konnte mir nicht verkneifen, auch nach ihren tieferen Beweggründen zu fragen.

Nach längeren Umkreisungen der wahren Motive kam heraus: Ihrem jugendlichen Liebhaber war der Busen zu üppig. Der Vorschlag, vielleicht besser den Lover zu wechseln und zu bleiben, wie sie ist, schien ihr zwar kurzfristig reizvoll. Doch letztlich hat sie die bereits anberaumte Operation durchführen lassen. Mit großer Selbstverständlichkeit wurde ihr am Vorabend der Operation vom Herrn Professor die Schnittführung auf die Brust gemalt. Die Würfel waren gefallen.

Ob sie den Lover noch hat, weiß ich nicht, den schönen drallen Busen jedenfalls hat sie nicht mehr.

Dieses Beispiel belegt, wie weitläufig mittlerweile der Krankheitsbegriff ausgelegt wird. Diese Frau lag in einem Akutkrankenhaus und wurde ärztlich und pflegerisch versorgt. Sie war nicht krank im klassischen Sinne, fühlte sich aber durchaus beeinträchtigt. Ob es ihr nach der technisch perfekten Operation wirklich besser ging, steht in den Sternen.

Bei diesem Fall läßt sich wenigstens ein kosmetischer Erfolg erkennen; bei vielen anderen Versuchen, unspezifische «Leiden» zu heilen, bleiben die durchschlagenden Erfolge aus.

Solange wir – Patienten und Ärzte – dazu neigen, jede Abweichung von einem als ideal erachteten Zustand zu einer «Krankheit» zu stilisieren, gibt es einen unendlichen Behandlungsbedarf. Die Tendenz, diese «Krankheiten» dann auch noch zu dramatisieren, um anschließend als «Retter» oder «Heiler» dazustehen, ist durchaus erkennbar und wird von den Patienten sogar noch unterstützt.

Wir werden nicht umhinkönnen, die Beliebigkeit der Begriffe «Krankheit» und «Gesundheit» zu unterbinden und das zu benennen, was als behandlungsbedürftige Krankheit Priorität hat.

GESUNDHEIT BEGINNT IM KOPF oder DIE KRANKHEIT «ALTER»

Mein Vater ist 81 Jahre alt, ein rüstiger alter Herr, der sich lachend bei mir beschwert, wenn er nach zwei Stunden Altherren-Tennis ein wenig Luftnot hat. Der Mann hat Sorgen! Natürlich hat er seine Altersgebrechen. Er braucht eine Brille zum Lesen, das Herz holpert gelegentlich, und wenn er es übertreibt, zeichnen sich auch schon mal die Socken diskret am Unterschenkel ab (wegen Wasserablagerungen als Zeichen einer Herzschwäche). Mal zieht es hier, mal dort, und die Gelenke knacken verdächtig, wenn er morgens aus dem Bett steigt. Mal plagt die Prostata, mal die «senile Bettflucht» – ab morgens um fünf Uhr ist die Nacht zu Ende. Er vergißt schon mal etwas oder erzählt eine Geschichte doppelt. Was einen halt so plagt, wenn man stolze 81 ist – ganz normale Verschleißerscheinungen.

Er hat mir übrigens gestattet, über seine Beschwerden zu schreiben. Ich breche also nicht die ärztliche Schweigepflicht.

Im großen und ganzen fühlt mein Vater sich wohl; er braucht seine Bewegung, seine Sauna einmal in der Woche, seine Freunde und ein tägliches ausgedehntes Mittagsschläfchen. Wenn er seinen gemütlichen Rhythmus lebt und keine großen Aufregungen hinzukommen, ist er ein zufriedener alter Herr: nach einem harten Arbeitsleben mit sich und seiner Welt im Lot.

Als ausgebuffter «Beutelschneider-Arzt» könnte ich ihn dennoch – zumindest auf dem Papier – todkrank schreiben. Spielend ließe sich diesem Mann eine ganze Latte lateinischer Diagnosen zuordnen:

- Arteriosklerose (Gefäßverkalkungen),
- Arthrose (Gelenkverschleiß),
- Extrasystolien (Herzrhythmusstörungen),
- Herzinsuffizienz (Herzschwäche),
- Belastungsdyspnoe (Atemnot unter Belastung),
- Hyperopie (Weitsichtigkeit),
- Prostataadenom mit Miktionsstörungen (im Alter häufige Blasenentleerungsstörungen durch eine Vergrößerung der Vorsteherdrüse),
- Pigmentationsstörungen der Haut (Altersflecken)

und vieles andere mehr.

Für die meisten dieser «Beschwerden» gibt es Pillen und Salben, Tropfen und technisches Gerät. Man könnte meinen Vater – bei all den Diagnosen – täglich zu irgendeinem anderen Facharzt schicken und pausenlos an ihm herumdoktern. Auch ein Kurantrag würde spielend bewilligt. Vor allem ließe sich unentwegt an ihm messen, durchleuchten und untersuchen. Vieles könnte man ständig beobachten, und es gäbe allerlei Anlaß, mit teuren Untersuchungen nach weiteren Befunden zu forschen. Um alles auszuschließen, was ein Mensch seines Alters an medizinischen «Diagnosen» haben könnte, ließe er sich problemlos jeden Tag einbestellen.

Juristisch und fachlich wären solche Maßnahmen unanfechtbar. Manchmal erinnert mich dieses Vorgehen allerdings an ein altes chinesisches Sprichwort: «Es ist nicht leicht, in einem dunklen Zimmer eine schwarze Katze zu suchen – vor allem, wenn sie gar nicht drin ist.»

Rechtens wären diese ärztlichen Maßnahmen und teuer natürlich auch. Also finden sie auch statt – überall in dieser Republik, von Rügen bis zum Bodensee, tagtäglich. Medizinisch ist so etwas vertretbar, menschlich fragwürdig und ökonomisch ein Irrwitz. Genauer gesagt: auf der Basis einer durch die Solidarkasse finanzierten Gesundheitspolitik nicht zu bezahlen.

Das «Global Screening» von 80 Millionen Bundesbürgern auf der Suche nach Normvarianten und Alterserscheinungen ist ein finanzieller Wahnsinn und ein medizinischer Unfug. Die Anzahl der aufgelisteten «Diagnosen» würde dabei, um beim Beispiel meines Vaters zu bleiben, im Laufe der Jahre garantiert nicht kleiner, sondern größer. Man würde selbstverständlich mit der Zeit immer mehr Krankheiten finden, darunter viele, die ihn überhaupt nicht beeinträchtigen, von denen er nicht einmal etwas ahnt.

Die eine oder andere Beschwerde, die ihn wirklich belästigt, bekäme einen lateinischen Namen, ließe sich aber therapeutisch kaum beheben (wie beispielsweise die Arteriosklerose). Durch das Wissen seiner «Diagnose» würde er keineswegs gesünder.

Einiges läßt sich sinnvoll behandeln, etwa die Weitsichtigkeit, die Herzinsuffizienz, die Rhythmusstörungen oder die Prostata, wenn es zwingend erscheint. Gegen andere Beschwerden legt er, wenn nötig, vorsichtshalber den Schongang ein. Seine Herzinsuffizienz behandelt er mit wenigen Tabletten, die großen Risiken hat er im Griff, die Brille benutzt er, wenn nötig, und mit dem Rest – da findet er sich einfach ab. «Mit 81 hat man halt seine Macken. Wenn's mehr nicht ist!» sagt er dann und ist zufrieden.

So äußert sich ein Mann vom Fach, ein alter Herr, der sein Leben lang als Arzt tätig war, und ich wünschte mir, daß ich diese Gelassenheit in direkter Erbfolge übernehmen kann. Einschneidende Therapievorschläge und Operationen ohne zwingenden Grund, die ihm zwischendurch immer wieder empfohlen worden waren, hat er dankend abgelehnt und keine dieser Entscheidungen bis heute bereut. Auf einen Herzschrittmacher hat er bislang verzichtet und seine Prostata vorläufig behalten.

Gewisse Schwankungen der Tagesform trägt er mit Humor und freut sich auf den nächsten Tag. Wehleidig habe ich ihn nie erlebt. Auch Langeweile kennt er nicht, und wenn ich ihn zu Hause antreffen will, muß ich mich langfristig anmelden. Wenn Alter so lebbar ist, dann will ich auch alt werden. Aber nur so.

Die meisten alten Menschen leben anders. Sie passen ihre Gemütslage den zahlreichen Diagnosen an, die ihnen die Ärzte verpaßt haben, und beschäftigen sich den lieben langen Tag mit ihren diversen Gebrechen und Krankheiten. Bei einer durchschnittlichen Lebenserwartung der Frauen von 78,68 Jahren und der Männer von 72,21 Jahren hat wohl jeder irgendwann eine bedrohliche Anzahl von ärztlichen «Diagnosen» vorzuweisen.

Wenn ich das unkritische Geschwätz mancher Politiker über unsere grandiose medizinische Betreuung höre, ihre stolzen Verweise auf die fabelhafte Lebenserwartung dieser Alten, packt mich die Wut. Wann waren diese Herrschaften zuletzt in einem Pflegeheim mit einem Durchschnittsalter von 82 Jahren oder auf einer Intensivstation? Ein solcher Besuch würde ihnen die Augen öffnen, würde sie erkennen lassen, daß jener bejubelte statistische Erfolg mit Willy Brandts Begriff der «Lebensqualität» sehr wenig gemein hat.

Der Verlust an «Qualität» der Existenz geht in den meisten Fällen direkt proportional mit dem Alter einher.

Trotz der explodierenden Gesundheitskosten – gerade für alte Menschen – wird der medizinische Aufwand bei uns immer noch nicht danach bewertet, ob die eingeleiteten Maßnahmen auch wirklich die Lebensqualität der Patienten verbessern.

Im englischsprachigen Raum wurde der Versuch unternommen, hierfür eine Bezugsgröße zu entwickeln: «Quality adjusted life year». Ein «Qaly» ist der Parameter für gewonnene

Lebensjahre einer definierten Lebensqualität in bezug zu den dafür aufgewandten medizinischen Maßnahmen. So fragwürdig solche Parameter im Einzelfall sind, wir kommen nicht umhin, irgendeine Bezugsgröße für eine vernünftige Kosten-Nutzen-Analyse im Gesundheitsbereich zu entwickeln. Wenn wir einer grotesken Schieflage zwischen theoretischen Machbarkeiten und menschenwürdigen Lebensverbesserungen in der modernen Medizin begegnen wollen, müssen wir überprüfen, ob unser aufwendiges ärztliches Handeln die Lebensqualität des einzelnen tatsächlich verbessert. Anderenfalls wird unsere Medizin zum Selbstzweck und darüber hinaus für eine Solidargemeinschaft unbezahlbar.

Der Aufwand für eine Hüftgelenkprothese beispielsweise ist in jedem Fall gerechtfertigt, weil diese Operation die Mobilität und die Lebensqualität des Patienten eindeutig verbessert. Eine langdauernde Behandlung chronischer Erkrankungen hingegen muß sich harten Qualitäts- und Effizienzkontrollen stellen. So brutal eine solche Aussage klingt: Wenn wir eine Gesundheitspolitik aufrechterhalten wollen, die allen gleiche Behandlungschancen einräumt – und das müssen wir –, kommen wir um die Frage nicht herum, welchen Aufwand wir für *alle* garantieren und finanzieren können.

Es wäre sicherlich humaner, die Ursachenbekämpfung und Kontrolle von Schadstoffbelastungen in Luft und Wasser zu forcieren, also die Umweltpolitik ernst zu nehmen, als immer mehr chronisch kranke Menschen bloß mit immer teureren «wissenschaftlichen» Methoden – deren Wirksamkeit zudem umstritten ist – bis zum bitteren Ende zu therapieren.

Hier sind gesamtgesellschaftliche «Überlebenskommissionen» gefordert, die allerdings anders zusammengesetzt sein müßten als unsere akademischen, universitären Zirkel heute. Wir brauchen nicht nur wissenschaftliche Langzeitstudien, sondern schnelle handfeste Lösungen. Die heutige Hochschulmedizin verlustiert sich in einer Kultivierung der Diagnostik und weist nicht deutlich genug auf die Notwendigkeit der Schadensvermeidung hin.

Krankheitskulte

Immer häufiger reden ärztliche Standespolitiker von der zunehmenden Anzahl «multimorbider» Alter, die den größten Teil der Kostenexplosion verursachen. Was für ein grauenhafter Name für eine fast alltägliche Tatsache. Ärztepräsident Dr. med. Karsten Vilmar zitierte anläßlich des außerordentlichen Ärztetages in Köln im Herbst 1992 das «Sachverständigengutachten für die Konzertierte Aktion» und betonte, bezogen auf die Zunahme insbesondere der Zahl der alten «multimorbiden und damit versorgungsintensiven Patienten»:

> «Der Anteil der Patienten mit drei und mehr Diagnosen nahm von 56,2 Prozent im Jahre 1984 auf 89,8 Prozent im Jahre 1990 zu.»

Das ist eine Steigerung um 33,6 Prozent in sechs Jahren! Doch was verbirgt sich hinter diesen von den Ärzten selbst produzierten Zahlen?

Und für wie dumm muß der Präsident der Bundesärztekammer seine Ärzte halten, die ebenso wie er selbst sehr genau wissen, wie sich diese Inflation von «Diagnosen» erklärt? Die Presse kann man mit einer solchen Statistik vielleicht beeindrukken, aber doch nicht erfahrene Kollegen. Als Lobbyist interpretiert er statistische Daten natürlich im Interesse der Ärzteschaft, ohne jede Rücksicht auf den Gesamtzusammenhang.

Statt an die Vernunft seiner Klientel zu appellieren und die

Finanzierbarkeit des Gesundheitssystems im Auge zu behalten, benutzt er die vielen «Diagnosen», um den Unsinn an Therapie und Diagnostik auch weiterhin zu legitimieren. Als ließe sich aus einer rein zahlenmäßigen Auflistung der Alters«diagnosen» – ohne Angabe des Schweregrades – irgend etwas über die subjektiven Leiden der Patienten und deren tatsächliche Beschwerden aussagen.

Es gibt Menschen, die auf einem routinemäßig angefertigten Röntgenbild schwerste Veränderungen an den Gelenken aufweisen, ohne jemals auch nur den Hauch einer Beeinträchtigung verspürt zu haben. Andererseits tragen manche Patienten glaubwürdig Schmerzen vor, ohne daß sich dafür irgendein meßbarer objektiver Befund finden läßt. Der unreflektierte Rückschluß von meßbaren Veränderungen auf konkrete Beschwerden ist in der Praxis unzulässig.

Da nun alte Menschen «naturgemäß» eine Vielzahl von meßbaren Abweichungen gegenüber der Norm aufweisen, werden sie auch entsprechend häufig mit «Diagnosen» überschüttet, obgleich viele von ihnen «altersentsprechend gesund» sind. An der Flucht der Alten in die «Krankheit» sind die Ärzte also nicht ganz schuldlos. Wenn der Besuch im Sprechzimmer im Schnellverfahren stattfindet und Ängste sogar geschürt werden, weil nur wenig Zeit zum beruhigenden Gespräch bleibt, dann entläßt man die Patienten mit ihren vielen «Diagnosen» völlig verunsichert. Das Unausgesprochene muß dann anderswo verbalisiert werden. Wo «Krankheit» mit allerlei Brimborium geradezu kultiviert wird, und das findet in der modernen Medizin in Praxis und Klinik heute fast überall statt, darf man sich über irritierte Patienten nicht wundern. Die vom Arzt genannte «Diagnose» wird dann wie ein Schrein vor sich hergetragen und zwingt der Umgebung die ansonsten so schmerzlich vermißte Beachtung ab. Das gilt besonders für vereinsamte alte Menschen.

Neben dem Altersheim bei mir um die Ecke ist ein Café. Dort

sitze ich manchmal und schreibe oder lese – um mich herum nur alte Leute, deren Gespräche nahezu ausschließlich um ihre Krankheiten kreisen. Die sozialen Kontakte dieser Alten beschränken sich offenbar auf die behandelnden Ärzte und das Pflegepersonal im Heim. Also gehen sie montags zum Augenarzt, dienstags zum Internisten, mittwochs zum Urologen oder Frauenarzt, donnerstags zum Hautarzt und freitags vielleicht noch zur Massage. Die Reihenfolge ist beliebig und das Bild natürlich überzeichnet, aber es kommt der Realität erschreckend nahe.

An dieser Fehlentwicklung tragen natürlich auch die Ärzte eine hohe Mitverantwortung, zumindest diejenigen, die ihre Patienten ohne zwingenden Grund immer wieder zu neuen Terminen einbestellen. Diese Termine werden dann noch möglichst so gelegt, daß die Behandlung ins jeweils nächste Quartal «hineingerettet» wird, wodurch gewährleistet wäre, daß der Krankenschein auch weiterhin zur Abrechnung zur Verfügung steht.

Außer dem Arzt gibt es aber kaum jemanden, mit dem der alte Mensch reden kann. Wenn die Tochter in Sydney verheiratet ist und der vielbeschäftigte Sohn in Hamburg lebt, bleibt die Mutter oder der Vater in Köln mit allen Sorgen und Nöten allein. Daß sie eine Familie haben, beweisen höchstens die Fotos ihrer Enkel, die sie den Betreuern wehmütig zeigen. Das Personal in den Heimen ist hoffnungslos überfordert, wenn es, neben der Arbeit, auch noch die Familie ersetzen muß. Die Alten werden zwar gepflegt und versorgt, sie sind «satt, sauber und still», wie es im Fachjargon manchmal resigniert heißt, doch ihre sozialen Kontakte sind auf ein Minimum reduziert. Besuche bleiben, wenn überhaupt, auf das Wochenende beschränkt, auf eine Stippvisite zu Kaffee und Kuchen. Einsamkeit und Langeweile sind die ständigen Begleiter der Alten.

Eine solche Existenz *macht* krank oder verleitet zur Flucht in die Krankheit – als unausgesprochener Hilfeschrei, der nichts anderes bedeutet als: «Irgendeiner soll sich doch um mich kümmern.»

Viele Ärzte – die zunehmend zu medizinischen Kaufleuten verkommen und selber unter dem «Keine-Zeit»-Syndrom leiden – vertrösten diese zeitaufwendigen Patienten mit Pillen und diagnostischer Beschäftigungstherapie. Der Einsatz von Medikamenten dient nicht selten geradezu als zeitsparender «Kontaktvermeider». Sicher, die Alten sind oft langsam und umständlich, wiederholen sich häufig und buhlen um Aufmerksamkeit. Sie «halten» den Routinebetrieb auf. Aber rechtfertigt das den schnellen Griff zur Pille, wo eigentlich nur ein wenig Zuwendung gefragt ist?

Wie leicht Alters«diagnosen» auch ohne gravierende Beschwerden zu erheben sind, habe ich am Beispiel meines Vaters beschrieben. Wo Diagnosen benannt werden, verlangt der Patient verständlicherweise nach Therapie. So haben wir ihn erzogen. In diesem Zusammenhang darf es nicht verwundern, daß sich bei der AOK allein die Kosten für die Behandlung von Rentnern innerhalb von 10 Jahren (von 1980 bis 1991) fast verdoppelt haben.

Der Arzt als Unternehmer

Ein typisches Beispiel einer «ultimativ ausreizbaren» Altersdiagnostik ist die Behandlung der Altersosteoporose, vom Volksmund «Knochenschwund» genannt. Die Altersosteoporose gehört zu den typischen Alterserscheinungen. Natürlich sind mehr Frauen davon betroffen als Männer – vor allem wegen ihrer längeren Lebenserwartung. Statistische Aussagen müßten also korrekterweise die geschlechterspezifische Altersverteilung berücksichtigen.

Doch erst seit man die Knochendichte «messen» kann, ist die Osteoporose zur regelrechten Modekrankheit avanciert. Mittels teuerster Gerätschaft (zwischen 50000 und 200000 DM) werden willige Patienten in den Orthopädiepraxen nun mit Daten und Bildchen versorgt. Ständige Kontrollmessungen werden anberaumt. Doch mit welchen Konsequenzen? Da es bisher keine gesichert wirksame Therapie gibt, werden die meisten Kassenpatienten mit der Aufforderung wieder nach Hause geschickt, doch zukünftig drei Gläser Milch zu trinken (wegen des darin enthaltenen und für den Knochenaufbau hilfreichen Calciums). Dennoch wurde ständig weiter kontrolliert und gemessen.

Inzwischen hat sich der Unfug allerdings herumgesprochen, allzu viele Ärzte nutzten diese zusätzliche Einkommensquelle. Der abrechenbare Punktwert für solche Messungen wurde daraufhin in der Honorierungstabelle abgesenkt. Fortan wird es für die Kassenärzte unlukrativ, diese Untersuchung über die Krankenkasse abzurechnen: Bei einer Abschreibungszeit von fünf Jahren müßten nun sehr viel mehr solcher Messungen pro Jahr durchgeführt werden, damit sich die teure Anschaffung amortisiert, als von den standespolitischen Selbstkontrollgremien – um Mißbrauch zu vermeiden – als abrechnungsfähig anerkannt werden.

Ich bin sicher, die medizinische «Notwendigkeit» dieser Diagnostik, die von den Ärzten so lange propagiert wurde, wie sie lukrativ war, wird wohl schlagartig wieder in Frage gestellt, sobald sich solche Aktionen nicht mehr rechnen.

Ergänzend muß also eine neue «fortschrittliche» Untersuchung her, die noch nicht der Kostenkontrolle unterliegt. Die Fakultät wurde fündig:

In Zukunft soll eine neue laborchemische Untersuchung aus dem Urin der Patienten den Grad der Osteoporose bestimmen – obgleich es, wie gesagt, noch keine ursächlich wirksame Behandlungsmöglichkeit gibt.

So lief es immer: Ein bewährtes Hase-und-Igel-Spiel zwischen findigen Medizinern und Herstellern einerseits und den hinterherhinkenden Kostenträgern andererseits.

Hier ließen sich immense Kosten einsparen. Die Empfehlung, Milch zu trinken, gehört in die Schule und ist im übrigen so alt wie der Bart von Methusalem. Weil aber die Honorarbewertungsziffern für die damals noch relativ neue Messung lange Zeit lukrativ waren, wurden Alterspatienten großzügig vermessen. Sie fühlten sich auch noch bestens umsorgt, denn die Untersuchung tat nicht weh und produzierte eindrucksvolle Daten und Fotos.

Natürlich läßt sich formalmedizinisch rechtfertigen, alle Veränderungen der Norm mit lateinischen Begriffen, sprich «Diagnosen» zu belegen. Doch «krank» oder leidend ist der Patient deshalb noch lange nicht. Oft sind die beschriebenen Diagnosen nur die Abweichungen von der Norm eines jugendlichen, kerngesunden Körpers. Es gibt viele «Diagnosen», die nur eine meßbare oder sichtbare Veränderung beschreiben, aber keine nachhaltigen Beschwerden machen. Auch ich war als Hochleistungssportlerin nicht etwa «krank», weil ich eine niedrigere Ruhefrequenz (lateinisch «Bradycardie») hatte oder ein meiner körperlichen Belastung entsprechend vergrößertes Herz (eine «Hypertrophie»). Meinen Lebensumständen entsprechend war dieser Befund – diese «Diagnose» – normal. Ein Arzt, der allerdings diese Rahmenbedingungen weder kennt noch abfragt, wird versucht sein, die entdeckte «Krankheit» medikamentös zu behandeln. Hier zeigt sich, wie wichtig das Gespräch, die Zeit, die der Arzt dem Patienten widmet, für die richtige Bewertung einer «Diagnose» und wie gefährlich die einseitige Ausrichtung der technisierten Medizin für den Patienten ist.

Beispiel:
Ein circa 75jähriger Mann kam wegen eines harmlosen Leistenbruchs in die Klinik. Er mußte operiert werden, und nur aufgrund seines Alters sollte vorher das Narkoserisiko beurteilt werden. Bei der Röntgenaufnahme der Lunge fand sich als Zufallsbefund ein kompletter einseitiger *Pneumothorax* (Zusammenfallen des einen Lungenflügels). Er hatte keine Ahnung davon und war ansonsten altersentsprechend munter. Ein *akuter* Pneumothorax ist eine bedrohliches Ereignis und kann mit gefährlichen Kreislaufsymptomen und Atemnot einhergehen. Bei diesem Mann handelte es sich jedoch um einen alten, bereits verheilten Befund. Er hatte keine Ahnung davon, daß ein ganzer Lungenflügel bei ihm ausgefallen war.

Erst nach längerem Befragen berichtete er von einer alten Kriegsverletzung, einem Lungenschuß. Damals hatte niemand davon Notiz genommen, und die Wunde war spontan verheilt. An Beschwerden wie Luftnot und Kreislaufzusammenbrüche konnte er sich nicht erinnern. Er hatte das alles längst verdrängt und im übrigen seit dieser Zeit keinen Arzt mehr aufgesucht. Auch so etwas gibt es. Die äußere Narbe war zwar sichtbar, aber längst verheilt und vergessen. Sein Körper hatte sich daran gewöhnt, mit nur einem Lungenflügel zurechtzukommen. Man konnte ihn also getrost operieren und ließ alles andere beim alten. Längst hatten bindegewebige Strukturen den Platz der kollabierten Lunge ausgefüllt. So ging er als Kuriosum in die Fallbeschreibung ein – mehr nicht.

Natürlich gibt es auch viele ernsthafte, quälende Erkrankungen im Alter. Sie müssen selbstverständlich sorgfältig beobachtet und versorgt werden. Doch das große Problem der Ärzte besteht mittlerweile darin, aus der Flut von Bagatellen, mit denen sie täglich konfrontiert werden, die wirklich schweren «Fälle» überhaupt noch herauszufischen. Also die Nadel im Heuhaufen zu finden. Die große Sorge verantwortungsvoller Ärzte, vor allem in den Praxen, bleibt, bei der Fülle von «nihilitis chronica» (chronischem Nichts) die wirklich Kranken nicht zu übersehen.

Außerdem führt die Furcht vor juristischen Konsequenzen im Unterlassungsfall immer häufiger dazu, daß Ärzte eindeutig *mehr* machen und veranlassen, als tatsächlich nötig wäre. Viele diagnostizieren und therapieren lieber «zuviel» als «zuwenig» – besonders, wenn es sich mit ihren wirtschaftlichen Interessen deckt.

Ursache dafür sind natürlich auch die gesellschaftlichen Vorgaben, etwa die bereits zitierte Definition von «Gesundheit» durch die WHO, die Weltgesundheitsorganisation. Nach dieser Vorgabe sind fast alle Bundesbürger nicht «gesund». Denn nur wer in «körperlichem, seelischem und sozialem Gleichgewicht» lebt, ist nach Auffassung dieser Behörde gesund. Hier werden irreale Wunschvorstellungen auf ein gesellschaftlich einklagbares Niveau gehoben.

Die Vollkaskogesellschaft

Im Grundgesetz der Bundesrepublik, Art. 1 (1) GG, steht geschrieben:

> «Die Würde des Menschen ist unantastbar. Sie zu achten und zu schützen ist Verpflichtung aller staatlichen Gewalt.»

Und in Art. 2 (2) GG liest man:

> «Jeder hat das Recht auf Leben und körperliche Unversehrtheit.»

Wer jemals in Pflegeheimen oder auf Intensivstationen war, muß bezweifeln, ob das dort manchmal zu beobachtende einsame Siechen von alten Menschen noch mit der Würde aus Artikel 1 vereinbar ist. Und das «Recht auf Leben und körperliche Unversehrtheit» scheint mir von manchen heute in anderer Hinsicht mißverstanden zu werden. Es bedeutet nicht das Recht auf ewige Jugend und die Jungfräulichkeit der Organe bis ins Greisenalter. Mit 70 hat man eben nicht die Gelenke und das Herz eines 20jährigen. «Unversehrtheit» auf dem Niveau eines Jünglings oder einer jungen Frau in der Blüte ihrer Jahre läßt sich auch mit noch so teurer Diagnostik und Therapie nicht erkaufen. Darin besteht der große Irrtum der Patienten und die große Täuschung unseriöser Medizin und Pharmazie – eine Täuschung, an der auch die Medien maßgeblich beteiligt sind.

Der *Stern* verbreitete im Oktober 1992 einen Artikel, in dem den Laien die Vision eröffnet wurde, daß die Menschen nach Aussagen amerikanischer Forscher vielleicht bald nicht nur über 100 Jahre, nein, über 400 Jahre alt werden könnten. Die gentechnische Medizin könnte es eventuell möglich machen. Ja, Gott bewahre. Eine sehr spektakuläre und fragwürdige These und eine beängstigende Perspektive dazu.

Ein Blick auf die Demographie unserer Bevölkerung sollte uns zur Vernunft bringen. Unsere Gesellschaft vergreist. Ursachen dafür sind:

1. die höhere Lebenserwartung. Durch die Errungenschaften der modernen Zivilisation, vor allem im Bereich der Hygiene, erreichen heute weit *mehr* Menschen ein hohes Alter als vor 200 Jahren. Der Anteil der medizinischen Leistungen an der gestiegenen Lebenserwartung ist – entgegen allen Vorurteilen – verhältnismäßig gering;
2. der Geburtenrückgang in Deutschland, der grundsätzlich zu registrieren ist, auch wenn jetzt erstmals seit 20 Jahren wieder

ein minimaler Anstieg der Geburten – zumindest im Westen der Republik – zu verzeichnen ist.

Der medizinische Anteil an der statistisch gestiegenen Lebenserwartung basiert vor allem auf der Entwicklung einiger weniger wirklich revolutionierender Medikamente – beispielsweise des Insulins oder der Antibiotika –, und das ist schon lange her. In den letzten Jahrzehnten speist sich dieser Anteil zudem aus der «Fähigkeit», menschliche Lebensfunktionen wie die Herzaktionen oder die Sauerstoffversorgung der Lunge – notfalls mittels Beatmungsmaschinen und technischen Großeinsatzes auf den Intensivstationen – länger zu konservieren, unabhängig von der Qualität dieser Lebensverlängerung und oft sogar gegen den ausdrücklichen Willen der Intensivpatienten.

Ich vermeide bewußt den unkritischen Begriff «Fortschritt», weil ich diese Kultivierung des Siechtums nicht unbedingt und grundsätzlich für einen «Fortschritt» halte. Dazu habe ich diese letzte Phase des Lebens zu oft gesehen und begleitet.

Derzeit gibt es im vereinigten Deutschland circa 16 Millionen Menschen, die über 60 Jahre, darunter 5,6 Millionen Menschen, die älter als 75 sind. In den nächsten 40 Jahren, wenn ich 82 Jahre alt bin – falls ich es werde –, wird sich der Anteil der über 60jährigen fast verdoppelt haben, auf über 30 Millionen. Das bedeutet: Fast jeder Zweite im Straßenbild wird ein Rentner sein, falls wir es uns dann überhaupt noch volkswirtschaftlich leisten können, die Menschen schon mit 60 oder 65 «in Rente» zu schicken. Aus heutiger Sicht spricht vieles dagegen. Nur, wer sagt das seinen Wählern? Gleichzeitig sinkt der Anteil der Jugendlichen unter 20 Jahren voraussichtlich um ein Drittel: 100 Bundesbürgern zwischen 20 und 60 Jahren – also im erwerbsfähigen Alter – stehen dann 80 über 60jährige gegenüber.

Damit droht eine numerische Diktatur der Alten. Kein Politiker kann – solange er auf Mehrheitsbeschaffung angewiesen ist, und das ist er in einer Demokratie – Entscheidungen gegen den Willen dieser mächtigen Lobby durchsetzen.

Alte Menschen sind erfahrungsgemäß wertkonservativ, auf Absicherung des Bestehenden eingestellt und als wenig zukunftsorientiert einzuschätzen. Leider. Es steht zu befürchten, daß ihnen die Sicherung ihrer jetzigen Ansprüche (Renten und Leistungen im Gesundheitsbereich) wichtiger ist als vernunftorientierte Zukunftsplanung. Besitzstandswahrung als Lebensmaxime einer zahlenmäßigen Mehrheit steht dann gegen ökonomisch und ökologisch notwendige Bescheidungen.

Das wird Auswirkungen haben auf die Politik. Wer jetzt nicht politisch die richtigen Weichen stellt, hat später nichts mehr zu sagen. Wie schwierig das selbst heute schon ist, und auf wieviel Widerstand eine zukunftsorientierte Strategie des Verzichts auf Überflüssiges stößt, zeigt die Politik tagtäglich. Welcher Politiker hätte bislang den Mut gehabt, von der mächtigen Gruppierung der Alten eine Kürzung ihres etablierten medizinischen Forderungskataloges zu verlangen? Also hat man sie bislang mit langfristig uneinlösbaren Segnungen aus dem Füllhorn des Sozialstaats als Wähler zu ködern versucht – oder sie dummdreist belogen.

Sollten zu den absehbaren demographischen Verschiebungen noch weitere lebensverlängernde Entwicklungen aus der medizinischen Forschung kommen, wäre das finanzpolitische Chaos perfekt. Ich weiß nicht, wie die Rentenkassen auf die pharmakologische Entwicklung eines lebensverlängernden Medikaments gegen das Altern (etwa gegen Arteriosklerose) reagieren würden. Eigentlich müßten sie eine solche Entdeckung unauffällig aus dem Verkehr ziehen – und sei es mit einer Milliardenabfindung.

Man stelle sich vor, was es volkswirtschaftlich bedeutete, wenn wir nicht durchschnittlich 70 Jahre alt werden würden, sondern 120 Jahre oder mehr. Unter rein ökonomischen Gesichtspunkten wäre ein solcher «Fortschritt» der Medizin eine Katastrophe. Zumindest aus der Sicht der Sozialversicherungen (der Kranken- und Rentenversicherung, von der Pflegeversicherung gar nicht zu reden), sofern die dann wesentlich älter werdenden Menschen nicht auch gleichzeitig entsprechend länger arbeiten würden und bei vollständiger Gesundheit blieben. Wenn sie lediglich älter, gleichzeitig aber länger «krank» und behandlungsbedürftig würden (also «multimorbid»), wäre der Kollaps des Systems binnen kurzem programmiert.

Das heute schon weitverbreitete «Durchchecken», die Suche nach Abweichungen von der Norm, ohne jede Beschwerde, mag aus Gründen der Prävention zwar im Einzelfall sinnvoll sein. Das «Global Screening» von fast 80 Millionen Bundesbürgern – auch von Gesunden – unter dem Gesichtspunkt der Prävention aber ist – aus finanzieller Sicht – der Anfang vom Ende. Aus medizinischer Sicht wäre es nur dann sinnvoll, wenn die «entdeckte» Krankheit auch wirklich therapierbar ist. Sonst eignen sich die erhobenen Daten und Befunde bestenfalls für die Statistik und verursachen ein kostspieliges – wenig sinnvolles – Herumdoktern.

Mit dem einschmeichelnden Begriff der «Prävention» hat die Medizin die Politik längst endgültig über den Tisch gezogen. Welcher Politiker könnte es wagen, sich diesem fürsorglichen Trend zu versagen. Sehr zur Freude der Branche: Die Prävention macht die Praxen voll und sichert einen langfristigen Patientenstamm. Die Krankenkassen als Kostenträger werden sich noch wundern.

Prävention und Prophylaxe machen nur dort Sinn, wo durch eindeutige Therapie oder Verhaltensänderungen Erkrankungen vermieden oder abschließend behandelt werden können. Bei der politischen Bewilligung solcher Vorhaben sind Fachkenntnis und Erfahrung gefragt und keine willfährige Unterwerfung unter «wissenschaftliche» Forderungskataloge. Was nützt mir eine

«Diagnose», wenn es keine sinnvolle Behandlung gibt und ich auch durch noch so umsichtiges Verhalten den Krankheitsverlauf nicht beeinflussen kann?

Das Prinzip der Prävention oder Vorsorge – konsequent zu Ende gedacht – bedeutet, daß man kontinuierlich sämtliche Organe und Kreislaufsysteme jedes Bundesbürgers aufwendig untersuchen müßte, um eventuelle Anzeichen für eventuelle Krankheiten frühzeitig zu erfassen. Viele Menschen würden dabei, auch mit «Diagnosen» ohne jede Beschwerde, langfristig krankgeschrieben, Renten beantragen oder Dauergäste bei Ärzten werden. So kann Prävention nicht gedacht sein, und so ist sie als kostensparendes Konzept kontraproduktiv.

Das Risiko «Leben»

Eine Gesundheitsgarantie gibt es nicht. Manche Erkrankungen sind nur flüchtig und vorübergehend. Andere, die heute heftige Beschwerden machen, sind morgen «wie weggeflogen» – ebenso können «aus heiterem Himmel» heftigste Schmerzen und schwerste Krankheitsbilder auftreten. Wir wissen viel zuwenig – auch in der hochmodernen Medizin –, um mit derart bornierter Arroganz «Gewißheiten» und Verlaufsprognosen unter die Menschen zu streuen. Oft wäre es besser, wenn sich die Medizin ein wenig zurückhalten würde. Zumindest für Bagatellen hat bereits der Volksmund die richtige Bewertung vorgenommen. Bei Schnupfen und Husten oder einer flüchtigen Grippe heißt es nicht umsonst: «Mit Arzt 'ne Woche und ohne Arzt acht Tage.»

Auch das Alter – oder vielmehr die falsch definierte «Krankheit»: Alter – mit allen Zwangsläufigkeiten ist versicherungstechnisch kein Risiko, sondern eine Gewißheit.

Medizinische Verwirrspiele um einen natürlichen Vorgang der menschlichen Existenz führen bei heutiger Auslegung unwiderruflich in den finanziellen Ruin. Das Leben an sich ist ein Risiko. Basta.

Eine Krankenversicherung wird im *Brockhaus* laienverständlich als Personenversicherung beschrieben, die gegen wirtschaftliche Nachteile und Mehraufwand, die durch Krankheit, Entbindung oder Unfall entstehen, schützen soll. So eindeutig die letztgenannten Gründe sind, so weitläufig auslegbar ist der Begriff «Krankheit». Wenn wir jede Alterserscheinung oder Bagatellbeschwernis des Alltags als «Krankheit» definieren, sind kontinuierlich über 16 Millionen Rentner und unzählige Erwerbstätige im weitesten Sinne krank. Hinzu kommen dann noch alle ernsthaft Kranken. Überspitzt formuliert wären wir demnach «ein einig Volk von Kranken», allesamt auszudiagnostizieren und zu therapieren. Für die kostenpflichtigen Kassen unter dem Grundsatz der Beitragsstabilität ist diese Auslegung – wie die ständig steigenden Defizite beweisen – ein Drama.

Die «Sozial»versicherung Bismarckscher Prägung war gedacht als eine Solidaritätskasse für schicksalhaft in Not geratene Arbeiter und funktionierte auch so – als Risikokasse für Geschädigte und nicht wie heute als unerschöpflicher Quell von Maximalansprüchen und Maximalangeboten.

Bereits 1885, also vor über 100 Jahren, war der größte Teil der Arbeitnehmer gesetzlich versichert. Die Beiträge wurden proportional vom Lohn erhoben, unabhängig von Risikoklassifizierungen. Sie lagen damals bei etwa zwei Prozent des durchschnittlichen Einkommens. Bis 1913 waren sie gerade auf 2,5 Prozent angestiegen.

Bis 1949 zahlten die Arbeitgeber allerdings nur ein Drittel des fälligen Beitrages. Heute wird die gesamte Beitragssumme je zur Hälfte von Arbeitnehmern und Arbeitgebern bestritten. Was die Sozialkostenentwicklung bei der Berechnung der

Lohnnebenkosten für die Arbeitgeber bedeutet, interessiert die meisten Patienten nicht.

Statt Lohnfortzahlungen im Krankheitsfall durch das Unternehmen, wie heute üblich, gab es früher ein Krankengeld von der Krankenkasse in Höhe von 50 Prozent des Lohnes – doch nicht sofort, sondern erst nach drei «Karenztagen»; sobald ein Aufenthalt im Krankenhaus nötig wurde, wurde das Krankengeld um die Hälfte gekürzt. Die «Karenztagediskussion» ist also ein alter Hut.

Die beitragsfreie Mitversicherung von Angehörigen wurde erst nach 1930 eingeführt. Sie war erforderlich, denn bis dahin waren die Ehepartner und Kinder zwischenmenschlichem «good will» ausgeliefert – und entsprechend wenig versorgt. Die hohe Kindersterblichkeit und der Tod im Kindbettfieber von Müttern in dieser Zeit sprechen eine deutliche Sprache.

Die beitragsreduzierte Weiterversicherung der Rentner, zu der damals symbolischen Summe von einer Reichsmark, ist erst ein Produkt der vierziger Jahre (1941). Lange Zeit standen die Zahlen der Erwerbstätigen in einem vertretbaren Verhältnis zu den Rentnern und Mitversicherten; außerdem waren die Leistungsansprüche deutlich geringer. Das System funktionierte. Doch jetzt läuft die Entwicklung aus dem Ruder.

Eine Zeitbombe tickt. Die Zahl der erwerbstätigen Beitragszahler sinkt, die Zahl der Anspruchnehmer (Rentner, Alte, Kranke, Mitversicherte) steigt. Schlechte Aussichten.

Bereits im 1. Halbjahr 1992 stiegen die Ausgaben der gesetzlichen Krankenkassen um 10,7 Prozent, während die Einnahmen nur um 4,4 Prozent nachzogen. Trotz ständiger Beitragserhöhungen wird die Statistik auch für 1992 ein zweistelliges Milliardendefizit ausweisen.

Mit dem seit 1. 1. 1993 geltenden Gesetz soll, zumindest was die Ausgabenseite der gesetzlichen Krankenkassen (GKV) angeht, eine Notbremsung der Ausgaben erfolgen. Vorsichtshalber haben allerdings viele Kassen noch schnell bis zum Jahresende 1992 ihre Beiträge erhöht, weil «Beitragsstabilität» zum politischen Credo für die nächsten Jahre ernannt wurde. Von 1993 bis 1995 sollen die Ausgaben an die Einnahmen gekoppelt werden. Doch schon jetzt kommen Zweifel auf, ob sich dieses Credo mit den geplanten Maßnahmen halten läßt. Eine weitere Reform des Reformgesetzes wurde bereits angekündigt.

Die erhofften Einsparungen zielen vor allem auf die Ausgaben der gesetzlichen Krankenkassen. Etwa 90 Prozent der Bundesbürger sind mittlerweile in weit über 1000 verschiedenen Einzelkassen gesetzlich krankenversichert. Daneben gibt es etwa 6,9 Millionen Mitglieder bei den etwa 50 verschiedenen Privatkassen (Stand April 1990).

Mit 23,7 Millionen Mitgliedern in Ost und West ist die AOK die größte aller gesetzlichen Kassen. Die Gesamtzahl der AOK-Versicherten, einschließlich der Rentner und Mitversicherten, betrug Ende 1991 über 31 Millionen. Bei den Mitgliedszahlen folgen der Größe nach: die Angestellten-Ersatzkassen (mit 16,3 Millionen), die Betriebskrankenkassen (5,4 Millionen), die Innungskrankenkassen (2,3 Millionen) sowie die Bundesknappschaft und weitere Sonderkassen mit insgesamt 1,5 Millionen Mitgliedern.

Die niedrigsten Beiträge weisen die Betriebskrankenkassen aus. Durch ihre organisatorische Nähe zu den Firmen können und dürfen sie viele Betriebs- und Verwaltungskosten über die Firmenadministration abrechnen. Die Betriebskrankenkassen versichern dabei bislang überwiegend die sogenannten «guten» Risiken, relativ junge erwerbstätige Personen, das heißt Menschen im besten Lebensalter.

In der AOK hingegen sammeln sich – bis jetzt noch – besonders viele «schlechte Risiken», sprich alte und «kranke» Rentner und deren Angehörige, sowie die sozial Schwachen dieser Gesellschaft und alle Arbeitslosen, die die AOK aufnehmen muß. Ab 1997 soll sich dies ändern: Unter den Bedingungen einer dann grundsätzlich freien Kassenwahl werden sich auch die «schlechten Risiken» auf die verschiedenen Kassen verteilen und nicht mehr automatisch der AOK überantwortet.

Auch über 60 Prozent der Bevölkerung in den neuen Bundesländern wurden Ende 1991 von der AOK betreut. Anfängliche Überschüsse durch Sozialtransfers und relativ hohe Beitragssätze im Osten haben sich mittlerweile in Defizite gewandelt. Die miserable Arbeitsmarktlage wird die Situation weiter verschärfen.

Mit dem Krankenschein sichern sich die Mitglieder der gesetzlichen Kassen die Leistungen ihrer Krankenkasse, zu denen Früherkennung ärztliche und zahnärztliche Leistungen, Arznei- und Hilfsmittel sowie Krankenhauspflege und vieles mehr gehören; aber auch Kuren, Mutterschaftshilfe und das Krankengeld ab der siebten Woche der Arbeitsunfähigkeit.

Wegen steigender Defizite wurde die – langfristig variable – Schraube «Selbstbeteiligung und Zuzahlung» eingeführt. Zwar werden die Zuzahlungen zu Medikamenten im neuen Gesetz gestaffelt und bei Krankenhausaufenthalten auf zwei Wochen befristet, doch sind dies veränderbare Größen, über die in Kürze weitere Defizite aufgefangen werden können.

Das grundsätzliche Mißverständnis einer Krankenkasse, die sich – wie die AOK – «Gesundheitskasse» nennt, liegt meines Erachtens auf der Hand: Wer durch die werbewirksame Umbenennung von Krankenkasse in «Gesundheitskasse» seinen «Kunden» weismacht, aus dem vorhandenen Beitragsvolumen ließe sich «Gesundheit» bezahlen und daher folgerichtig auch einklagen, darf sich nicht wundern. Aus den ständig gestiegenen Krankenkassenbeiträgen leitet der Beitragszahler natürlich entsprechende Ansprüche ab, zumal ihn die Kassen durch die benannte semantische Verschleierung täuschen.

Sprüche wie «Meine Krankheit geschieht der Kasse ganz recht» haben Ärzte oft gehört, vor allem bei Bagatellen. Das Bestreben, «rauszuholen», was man «reingesteckt» hatte, wurde beim gesunden Mittdreißiger zum Volkssport: ein Kurantrag hier, eine Massage oder eine Krankschreibung dort. Das «Abzocken» von Kassenleistungen als relativ Gesunder reduziert natürlich das Hilfsvolumen und gefährdet dadurch die notwendige Versorgung der wirklich Kranken aus den vorhandenen Mitteln. Vor allem nach dem Eintritt ins Rentnerleben, wenn die eigene Beitragsleistung wesentlich geringer wird als im Erwerbsleben, ist jeder «Mißbrauch» ein besonders gravierender Verstoß gegen die Solidargemeinschaft. Und viele Ärzte spielen diese Kassenschröpfkur mit, durch unangemessenes Krankschreiben und großzügige Unterstützung fragwürdiger Anträge. Der Konkurrenzdruck läßt viele resignieren. Was er nicht verschreibt, verschreibt irgendein anderer Arzt.

Rentner zahlen im Alter wenig ein und kosten viel: Bei 190 DM Einnahmen pro Monat je versicherten Rentner – einschließlich des Anteils, den die Rentenversicherung zahlt – verursachten sie im Durchschnitt 410 DM Ausgaben bei der Kasse, also fast das Fünffache ihres Eigenbeitrags. Diese Rechnung kann auf Dauer, noch dazu bei der zu erwartenden demographischen Entwicklung, nicht aufgehen. Konflikte zwischen Jung und Alt sind vorprogrammiert. Langfristig steht ein Generationenkonflikt vor der Tür. Das erwerbstätige GKV-Mitglied zahlte bisher im Schnitt 350 DM je Kopf und Monat ein, verursachte aber «nur» 243 DM Kosten.

Solange wir eine Solidarkasse haben, müssen wir den Solidargedanken im Auge behalten und dafür sorgen, daß für wirklich Kranke die notwendige Versorgung aus den Krankenkassenbeiträgen langfristig gesichert bleibt. Um dieses sinnvolle Ziel zu erreichen, müssen wir uns von der Beliebigkeitsmedizin trennen – zugunsten der Absicherung von wirklich Bedürftigen und

Kranken. Und zwar unter Mithilfe der Patienten. Daran führt kein Weg vorbei.

Wir machen den Menschen etwas vor, wenn wir lebenslange Gesundheit propagieren; auch wenn es dem Zeitgeist in diesem Land entspricht: Nur wer jung und belastbar ist, findet Wertschätzung. Nur wer erwerbstätig und somit als potentieller Konsument interessant ist, nimmt über Einschaltquoten Einfluß auf die Programmgestaltung der werbefinanzierten visuellen Medien – und die prägen die Wertmaßstäbe unserer Zeit. Das hat Auswirkungen auf die Gesundheits- und Sozialpolitik. Der Jugendlichkeitswahn dieser Gesellschaft weckt unrealistische Ansprüche und führt zwangsläufig zu Unzufriedenheit und Enttäuschung. Er bringt die Menschen dem Glück nicht näher.

Gesundheit ist und bleibt immer ein relativer Begriff, der auch einen mental beeinflußbaren Zustand beschreibt: Es gibt Menschen mit schweren Gebrechen – der querschnittgelähmte ehemalige Bundesinnenminister Wolfgang Schäuble oder der blinde Musiker Ray Charles sind hervorragende Beispiele –, die trotz schwerer Behinderung voller Tatendrang sind und sich dem Leben stellen, obwohl sie Anspruch auf eine Frühberentung hätten. Auf der anderen Seite gibt es Patienten mit Minimalerkrankungen, die ununterbrochen leiden und klagen.

Gesundheit muß auch gewollt sein, sie muß aktiv unterstützt werden und läßt sich nicht verordnen. Die Gesundheit beginnt im Kopf.

Der Machbarkeitswahn

Gelenkbeschwerden zum Beispiel lassen sich sofort mit Spritzen torpedieren, was täglich in unseren Praxen geschieht. Sie lassen sich aber auch mit anderen, weniger einschneidenden Mitteln beeinflussen. Wer Gelenkbeschwerden allein aufgrund altersbedingter Verschleißerscheinungen hat und nicht auf entzündlicher Basis oder durch eine Stoffwechselstörung (wie bei der akuten Gicht), könnte es durchaus zunächst einmal ohne Pillen oder Spritzen versuchen. Denn auch die Nebenwirkungen der medikamentösen Behandlung sind nicht zu unterschätzen.

Doch die «passive rezeptive» Medizin wird bevorzugt, von Patienten und leider auch von vielen Ärzten. Von Patienten aus Bequemlichkeit und blinder Medizingläubigkeit («Ich hol mir meine Spritze») und vom Arzt, weil sich die Spritzerei gemäß Honorarberechnungstabellen vorzüglich rechnet und für schnellen Umsatz sorgt. Gespräche dauern lange und «bringen nichts». Solange man solche Sätze von Ärzten hört, ist etwas faul mit unserer Medizin.

Dabei gibt es eine große Palette von einfachen physikalischen Maßnahmen, die der Patient oft sogar zu Hause im eigenen Badezimmer oder in jedem öffentlichen Schwimmbad anwenden könnte (Bewegungstherapie in warmem Wasser, lokale Wärmebehandlung, Wechselbäder und Massagen). Doch manche spritzenverwöhnten Dauerpatienten empfinden eine Aufforderung zu eigener Initiative schon als Zumutung. «Wie, jetzt soll ich mich auch noch selbst bewegen», fragte jüngst eine 100-kg-Dame, als eine orthopädische Kollegin ihr eine Spritzenpause verordnen wollte.

Darüber hinaus bieten Masseure und Krankengymnasten in vielen Fällen ihre sinnvollen Dienste an. Solche physikalischen Therapien lassen Patienten aktiv werden und gehen ohne Schädigung von Leber oder Nieren einher – wie sie bei der Dauerbehandlung mit Pharmazie nie ausgeschlossen werden kann. Leider rangieren diese Berufe in der Akzeptanz der Patienten weit hinter den honorigen Weißkitteln. Dennoch: von Massagen bis zu Mikrowellen, von Bewegungstherapie bis zu allerlei Exotischem, von Moorbädern bis Fangopackungen, die Auswahl ist reichlich und risikofrei. Selbst die Akupunktur mag helfen, wenn es sich um Verspannungen und Verkrampfungen handelt.

Akute entzündliche Formen der Gelenkschmerzen erfordern hingegen eine gezielte Behandlung mit Medikamenten. Auch bei der Gicht, die zwar durch eiweißarme und alkoholfreie Diät sehr günstig beeinflußt werden kann, ist eine medikamentöse Therapie sinnvoll und oft auch zusätzlich notwendig. Doch sollte man nicht gleich mit Kanonen auf Spatzen schießen. Die «schnelle Spritze» verführt den Patienten zu Passivität: Er «läßt geschehen» und entzieht sich der Eigenverantwortlichkeit. Der Erfolg einer Behandlung hängt entscheidend von der Kooperation des Patienten ab. Er muß auch «wollen» und darf die Behandlung und Linderung nicht nur wie eine einklagbare Dienstleistung entgegennehmen.

Bei der Zivilisationskrankheit «Bandscheibenbeschwerden» etwa ist die Stärkung der Rückenmuskulatur, des Band- und Halteapparates der Wirbelsäule – also aktives Muskeltraining zur Entlastung der Wirbelsäule – das oberste Gebot. Oft wird viel zu früh operiert, ohne zuvor die konservativen Möglichkeiten einer Besserung der Beschwerden auszureizen. Gerade bei fragwürdigen Indikationen läßt der Erfolg einer Operation häufig zu wünschen übrig. Manchem Patienten geht es nach kürzester Zeit wieder genauso schlecht wie vorher, wenn nicht sogar schlechter. Im übrigen sollte schon die Komplikationsrate nach derartigen Operationen abschreckend genug sein. Viele Patienten leiden nach einem Bandscheibeneingriff an Impotenz oder Mastdarmstörungen.

Es ist mithin nicht alles sinnvoll, was theoretisch oder technisch in der Medizin möglich ist. Der Machbarkeitswahn führt in ein Kostengrab und entläßt die Patienten oft ratlos. Wenn Medizin zum Statussymbol verkommt und wie ein Luxusartikel gehandelt wird, dann sind die Kostengrenzen – wie wir aus anderen Bereichen der Konsumgesellschaft wissen – nach oben offen. Wir laufen akut Gefahr, daß uns unsere Sozialversicherung bald als Ganzes – wegen Unbezahlbarkeit – um die Ohren fliegt, wenn wir nicht bald die medizinische Behandlung auf das Sinnvolle und Notwendige beschränken.

Wer mehr will als das Notwendige, also medizinischen Luxus, der kann das haben, nur muß er diese umstrittenen Leistungen auch selbst bezahlen. Die Folgen einer unsinnigen Therapie übrigens ebenfalls. Aus einem Solidarkassenbeitrag sind überzogene Forderungen jedenfalls nicht zu begleichen. Wir werden bei der zu erwartenden Zunahme der chronischen Erkrankungen zukünftig alle Not haben, die wirklich Kranken zu versorgen und zu finanzieren.

Von Zwei-Klassen-Medizin will ich in diesem Zusammenhang nichts hören – hier hat das Schlagwort nichts zu suchen. An anderer Stelle kann man durchaus darüber reden: Bei der Finanzierung der Folgen von umweltbedingten Erkrankungen komme ich auf diesen Einwand noch zurück. Da ist er auch angebracht.

Wir sind nicht alle gleich, und wir leben auch nicht alle mit den gleichen Risiken. Wer im gepanzerten Mercedes mit Airbag an der Kreuzung einen Frontalunfall mit einem Trabi baut, hat einfach größere Chancen, nur leicht verletzt zu sein, als sein Unfallpartner im Elaste-Plaste-Trabi. Das ist schon heute die Realität. Vielleicht haben beide Unfallpartner noch annähernd gleiche Behandlungschancen im Krankenhaus, aber ihr Verletzungsgrad – die Voraussetzung zur Erhaltung ihrer Gesundheit – wird bereits bei der Einlieferung in die Klinik grundverschieden sein. Und dennoch hat noch niemand den Mercedes mit Airbag für alle gefordert.

BITTERE MEDIZIN

FALSCHER GLANZ UND ECHTES ELEND oder VOM MYTHOS EINER «WISSENSCHAFT»

Seien wir wenigstens so lange Mensch, bis die Wissenschaft entdeckt, daß wir etwas anderes sind.

Stan J. Lec

Wer je als Patient in die Mühlen der Wissenschaft geriet, wird wissen, wie schwer es ist, wieder «gesund» zu werden und dem Medizinbetrieb wieder zu entfliehen.

Nach langen Jahren des Leistungssports litt ich manchmal an Herzrhythmusstörungen. Für Sportmediziner ist dieses Phänomen nichts Neues. Das relativ große Herz von Leistungssportlern muß sich nach Beendigung der «Laufbahn» erst wieder an normale – also verminderte – Belastungen gewöhnen, ebenso wie das Reizleitungssystem des Herzens. Eines Tages waren die Beschwerden arg lästig. Ich legte mir selbst ein EKG an und war durch die vielen Extrasystolen (Extra-Herzschläge) irritiert. Es sah schon recht wild aus auf dem EKG-Streifen. Eher aus Spaß zeigte ich den Kurvenverlauf einem kardiologischen Fachkollegen ohne Namensnennung. Er riet mir, «den Patienten» sofort einzuweisen. Ich gab auf und enttarnte mich. Noch am selben Abend lag ich auf einer kardiologischen Station, angeschlossen an einem Trendrecorder zur Dauerüberwachung.

Auf diese Weise erlebte ich das Kliniktreiben einmal aus der horizontalen Perspektive. Ein ungewohnter Blickwinkel und zugleich eine gute Erfahrung. Die Schwestern bemühten sich rührend um mich und waren ernsthaft besorgt. Eine erzählte mir sogar morgens beim Bettenmachen, sie hätte schon in der Kirche «Zur schwarzen Madonna» eine Kerze für mich aufgestellt. Na, das hatte mir gerade noch gefehlt. Es war sicher nett gemeint, aber ich wußte nicht, ob ich lachen oder weinen sollte. An ein baldiges Ableben hatte ich nun wirklich nicht gedacht.

Eines Morgens kam die Chefarztvisite mit großem Gefolge. Für die nächsten Tage war eine Coronarangiographie (eine Darstellung der Herzkranzgefäße mit Kontrastmittel) ins Auge gefaßt worden. Das ging mir dann doch zu weit. Denn was wären die Konsequenzen gewesen? Im Extremfall vielleicht eine Bypassoperation. So schlecht ging es mir nun doch wieder nicht. Gott sei Dank verstand ich wenigstens jedes lateinische Wort, das am Krankenbett gesprochen wurde.

Der ganze Aufwand kam mir nun doch etwas übertrieben vor. Für eine derartig umfassende Diagnostik fühlte ich mich zu gesund, und als Versuchskaninchen für die Statistik irgendeines angehenden Professors über Coronarangiographien wollte ich auch nicht herhalten. Dazu sind die Risiken solcher Eingriffe zu hoch. Ich lehnte also dankend ab, ließ die überraschten Ärzte meinen Entschluß wissen, packte meine Siebensachen und verließ recht fröhlich das Krankenhaus. Die vorübergehenden – leistungssportbedingten – Rhythmusstörungen haben sich im Laufe der Zeit von allein erledigt, und zwar ohne jede Therapie.

Die letzte Instanz

Die Medizin an Universitätskliniken hat ihre eigenen Gesetze. Die Aura wissenschaftlicher Forschung, die an solchen Großkliniken betrieben wird, macht sie zur letzten Instanz für wissenschaftliche Raritäten und für «schwere Fälle». Ob dieser Anspruch immer gerechtfertigt ist, sei dahingestellt. Die Patienten und ihre Angehörigen jedenfalls sind überzeugt: Wenn der Großvater oder die Tante in der Uniklinik gestorben ist, dann war ihnen wirklich nicht zu helfen. Denn dort ist an ihnen bis zuletzt alles versucht worden. Wie wahr! Aber manchmal eben auch zu viel!

Universitätskliniken sind immer auch Ausbildungsstätten für Medizinstudenten, junge Ärzte und angehende Fachärzte. Besonders in den chirurgischen Fächern wirft das Probleme auf. Die Flut von jungen Chirurgen, Orthopäden, Urologen oder Gynäkologen muß operieren lernen; bis zur Facharztprüfung muß eine bestimmte Anzahl – ein Katalog – von verschiedenen Operationen nachgewiesen werden. Die Nachfrage der Operateure ist daher oft größer als das Angebot an Patienten. Weh dem, der Böses dabei denkt. Ob all die Hodenentfernungen bei alten Männern wirklich indiziert sind, die Urologen zum Nachweis ihrer Facharztqualifikation durchführen müssen, weil sie im OP-Katalog vorgeschrieben sind, wissen die Götter. Oder werden bei Facharztprüfungen Operationen attestiert, die gar nicht selbständig stattgefunden haben?

Es macht mich ebenfalls stutzig, wie viele «innocente» Blinddärme – also «jungfräuliche» Blinddärme – mit der Verlegenheitsdiagnose «entzündliche Infiltrationen mit Koprostase (Kotstau)» in den pathologischen Instituten zur Begutachtung landen. Natürlich ist der Blinddarmdurchbruch ein großes Risiko, sollte einmal zu spät eingegriffen werden; aber schon mancher Jungchirurg wurde vom OP-Team sanft belächelt, wenn er das unschuldige «corpus delicti» nachts aus der Bauchhöhle fingerte.

Die Operationswut deutscher Chirurgen und Gynäkologen jedenfalls war im europäischen Vergleich lange Zeit auffällig. Nirgendwo sonst wurden so häufig Brüste amputiert oder Gebärmuttern entfernt. Dieser Trend ist mittlerweile wieder rückläufig. Eine späte Einsicht der Operateure. Die Patienten werden es begrüßen. Die radikale Tumorchirurgie bei Brustkrebs mit Abtragung der Brust und großzügiger Lymphknotenausräumung war lange Zeit gängige Lehrmeinung.

Vielleicht hat die bemerkenswerte Operationsfreudigkeit aber auch etwas damit zu tun, daß die Medizintechnik in Deutschland so stark ist und auf Absatz ihrer modernen Instrumente drängt.

Mit der Mikrochirurgie wurde die technische Dominanz in den Operationssälen noch größer. Die Hersteller solcher Gerätschaften unterstützen heute als finanzkräftige Sponsoren die universitäre Forschung, Fortbildung und Anwendung. Große mikrochirurgische Seminare werden großzügigst gefördert. Vor allem natürlich solche Veranstaltungen, in denen sich in- und ausländische Newcomer mit der neuen Technik vertraut machen können, um sie dann baldmöglichst in ihren Krankenhäusern einzuführen. Die «minimal invasive Chirurgie» – von böswilligen Spöttern früher «Mickey-Mouse-Chirurgie» genannt – wurde von der klassischen Chirurgie lange Zeit geschnitten. Die «großen» Chirurgen witterten Gefahr durch Spezialisten in den eigenen Reihen.

Außerdem sahen die Chirurgen ihr Monopol auf kleine Eingriffe durch die Internisten gefährdet, denen die «minimal invasive Chirurgie» im Rahmen der diagnostischen Untersuchung die Möglichkeit einräumte, den Minipolypen sofort entfernen zu können, statt den Patienten – wie es sich gehörte – an den Chirurgen zu überweisen.

Die fachliche Diskussion war über Jahre von Rivalitäten und Eifersüchteleien geprägt. Es ging eben auch um Verteilungskämpfe innerhalb der Medizin und natürlich um die Schaffung neuer Märkte der Medizintechnik. Immerhin 80000 bis 100000 DM kostet eine mikrochirurgische Grundausstattung allein für ein Gallenblasenbesteck. Für andere Eingriffe braucht man Zusatzgerätschaften, häufig sogar ein völlig anderes Instrumentarium.

Während eine Gallenblasenoperation nach herkömmlicher Methode, nämlich durch Bauchschnitt mit einer daraufhin unvermeidlich längeren Liegezeit, circa 4700 DM verschlingt, ist eine Gallenblasen-OP mittels der weniger invasiven Methode der Mikrochirurgie weitaus «billiger». Solche Einsparungen sind natürlich zu begrüßen. Im Rahmen von Sparmaßnahmen im Krankenhausbereich und der geplanten Einführung von Fallpauschalen für einzelne abgegrenzte chirurgische Eingriffe werden diese Techniken zwangsläufig einen weiteren Schub bekommen. Die Verabschiedung des «Selbstkostendeckungsprinzips» im Krankenhausbereich, wonach die Krankenhäuser sämtliche Betriebskosten von den Kassen erstattet bekamen, unabhängig davon, ob ein Patient wegen Fußwarzen oder wegen einer Herzoperation ein Bett belegte, wird die Krankenhausverwaltung zu möglichst kurzen Liegezeiten zwingen und solche Methoden vorantreiben. Mit «Fallpauschalen» soll nun bei Routineeingriffen die Operation plus Liegezeit als Gesamtsumme abgegolten werden.

Solche Einsparungen sind auf jeden Fall sinnvoll. Nur läßt sich nicht jede Galle so problemlos operieren. In schwierigen Fällen muß doch oder sogar zusätzlich laparatomiert, also «der Bauch aufgemacht», werden. Einseitige Ausrichtungen von «Jüngern» der modernen Lehre wären fatal. Das solide Chirurgenhandwerk muß also nach wie vor jederzeit beherrscht werden.

Universitätskliniken haben so ihre Eigenheiten. Das zeitintensive Basteln an spezialwissenschaftlichen Karrieren ist der normalen Routinemedizin – und auch die gibt es dort natürlich – nicht immer zuträglich, besonders in den chirurgischen Fächern. Wenn sich das berufliche Weiterkommen eines Chirurgen – der vor allem manuelle Geschicklichkeit, Erfahrung und ein klares Urteil mitbringen müßte – an der Anzahl seiner «wissenschaftlichen» Veröffentlichungen und Kongreßvorträge bemißt, bleibt das solide Handwerk schnell auf der Strecke.

Das eigentlich «Ärztliche», das Betreuen und Versorgen der Patienten, droht durch die zunehmende «wissenschaftliche» Profilierungssucht vernachlässigt zu werden. Dieser ungute Trend in der Medizin führt zu einer Inflation der akademischen Auszeichnungen. Spötter witzeln bereits über die Vielzahl der wissenschaftlichen Schriften zur Erlangung eines Privatdozenten- oder Professorentitels und sprechen von einer Inflation der «universitären Sportabzeichen».

Selbst die Besetzungsgremien der mittelgroßen und kleinen Krankenhäuser glauben mittlerweile, ohne «Professor» nicht standesgemäß besetzt zu sein. So erklärt sich, daß ein begnadeter chirurgischer Oberarzt ohne akademische Weihen nach jahrelanger Tätigkeit an seinem Krankenhaus keineswegs auf die freigewordene Chefarztstelle rückt, sondern von den Besetzungsgremien einen wesentlich unerfahreneren, aber habilitierten Chirurgen von der Universität vor die Nase gesetzt bekommt. Der ist dann allerdings gut beraten, den routinierten, handwerklich erfahrenen Oberarzt durch hohe Sonderzahlungen an sich zu binden, so daß der Betrieb in gewohnter Manier und ohne spürbare Qualitätseinbußen weiterlaufen kann.

Mit der dem «Handwerk» abträglichen Akademisierung korrespondiert die fachliche Spezialisierung in immer detailversessenere Randgebiete der großen Fachrichtungen. Diese ausufernde Spezialisierung der Medizin verstellt den Blick auf den Menschen als Ganzes. Jeder reitet vor allem sein Steckenpferd. Kaum ein Urologe versteht noch irgend etwas von den Neuerungen in der Orthopädie und umgekehrt.

Die «Expertomania» macht die Medizin nicht besser; sie verengt zwangsläufig den Blickwinkel. Den Spezialisten braucht man erst, wenn die Stoßrichtung klar und eindeutig ist. Die viel entscheidendere Frage lautet, ob beim ersten Patientenkontakt die richtigen Weichen für Diagnose und Therapie gestellt werden. Das setzt allerdings eine solide, praxisbezogene Allroundausbildung voraus und eine große Portion Menschenkenntnis sowie die Fähigkeit der Menschenführung. Diese Qualitäten werden jedoch in der Medizinerausbildung vernachlässigt.

Im Interesse der Patienten wird es höchste Zeit, das Koordinatensystem neu zu justieren. Mit der Etablierung immer neuer Teilgebietsbezeichnungen für Fachärzte wird das Grundproblem – die Versorgung des Kranken und seine Heilung – nicht gelöst, im Gegenteil, die Situation wird vielmehr immer komplizierter. 41 Facharztbezeichnungen sowie 60 zusätzliche Spezialisierungen gibt es mittlerweile in der Medizin. Wie soll sich der Patient da noch zurechtfinden?

Hier liegt natürlich der Verdacht nahe, daß es bei der zunehmenden Aufsplitterung und Spezialisierung vor allem um die Verteilung von noch mehr Lehrstühlen und um die Etablierung immer neuer Spielwiesen der Eitelkeiten geht. Jeder verteidigt seinen formal abgesteckten Claim gegen die bösen Wilderer aus anderen Fachbereichen. Die Beurteilung des «Ganzen», des Menschen in seiner Komplexität, und der Verschiedenartigkeit der Einflüsse auf den Organismus kommen bei dieser Entwicklung zu kurz. Jeder fokussiert auf seinen Mikrokosmos und auf die eigene beschränkte Wahrnehmung. Der «Fachidiotie» wird hiermit Vorschub geleistet.

Die Akademisierung der Medizin hat für den Patienten nach meiner Erfahrung große Nachteile. Mir persönlich wäre ein geübter Oberarzt als Operateur sogar sehr viel lieber als ein weitgereister Expertenchefarzt, der vor lauter Kongreßreisen und Vorträgen weltweit kaum noch dazu kommt, das Skalpell zu führen. Die Praxis ist halt der beste Lehrmeister! Man kann das, was man übt!

Der Systemfehler der Bewerbungsverfahren und Besetzungen von medizinischen Chefstellen ist ein typisches Beispiel von Fehlentwicklungen im medizinischen Bereich. Nicht die patientennahe Leistung zählt, sondern «wissenschaftliche» Reputation und politische oder konfessionelle Konnexion. Oft hilft die Mitgliedschaft im Rotary-Club oder im Golfclub oder gar das Parteibuch mehr als eine solide Ausbildung.

Dem Patienten ist damit nicht gedient. Er muß seinem Arzt vertrauen können. Eine Qualitätskontrolle kann er höchstens hinterher vornehmen. Die Chancen von geschädigten Patienten, einem Arzt einen Kunstfehler oder Schlampereien nachzuweisen, sind bekanntermaßen äußerst schlecht. Und zwar aus vielerlei Gründen: Sie müßten unmittelbaren Zugang zu ihren Akten haben, die sie aber allein nicht verstehen oder interpretieren können – immer unter der Maßgabe, daß diese Akten exakt geführt und noch im Originalzustand sind. Darüber hinaus ist die Bereitschaft, Pannen öffentlich einzugestehen, gerade im vertrauensabhängigen Gesundheitsbereich nicht allzu groß. Die Sorge um den eigenen Ruf oder den der Klinik begünstigt Verschleierungen. Niemand will den öffentlichen Eklat: nicht der Pechvogel, der das Desaster persönlich zu verantworten hat, nicht der Chefarzt, nicht die Krankenhausverwaltung und letztlich auch nicht die gutachtenden Kollegen. Sie wissen aus eigener Erfahrung, wie schnell ein «Fehler» passiert ist. Diese falsche Imagepflege führt dazu, einen Allwissenheitsmythos zu etablieren. So wird es für den einzelnen immer schwerer, «Pannen» einzugestehen. Dabei sollten Ärzte durchaus zugeben, daß sie – wie andere auch – gegen Fehler nicht gefeit sind.

Für Patienten ist der Nachweis eines ärztlichen Kunstfehlers ein ziemlich hoffnungsloses Unterfangen. Es ist kaum möglich, eine körperliche Schädigung einzig auf die alleinige Ursache nur einer ärztlichen Maßnahme zurückzuführen. Doch «Ursächlichkeit» ist das juristische Beweiskriterium. So bleibt der klagende Patient meist im Dickicht der Unbeweisbarkeiten hängen. Hinzu kommt die endlose Prozeßdauer wegen Fristüberschreitungen der wenigen Gutachter. Wer mit einer Prozeßdauer von bis zu zehn Jahren rechnen muß, wird schnell entmutigt.

Weiße Elite

Die Auslese durch den Numerus clausus, die lange Ausbildung, das hohe Sozialprestige und die durchweg im oberen Drittel der Bevölkerung angesiedelte Bezahlung der Ärzte sind Ursachen für die immer noch weit verbreiteten Standesdünkel. Die kollektiv angestimmten Verarmungsarien der etablierten Ärzteschaft sind im Vergleich zu anderen Gruppen der Gesellschaft äußerst unangebracht – auch wenn die neuen gesetzlichen Vorgaben den in manchen Fachrichtungen einstmals paradiesischen Zuständen ein Ende machen.

Jahrzehntelang galt das Medizinstudium als eine Gewähr für Wohlstand. Wer den Zugang geschafft hatte, entwickelte recht schnell das Bewußtsein, einem besonderen Stand anzugehören. Schon als Medizinstudenten grenzten wir uns vom anderen Universitätsbetrieb ab und hielten uns für die Krönung der Schöpfung, zumindest aber für etwas Besseres. Wir verkehrten unter uns in einer Art Kaste, waren erschreckend unpolitisch und noch als erwachsene Studenten unerträglich verschult.

Später als Arzt gehörte man automatisch zur gesellschaftlichen Elite. Kollegen, die als Landärzte ihrer Arbeit nachgingen, zählten sofort zu den Honoratioren im Ort. Die Routine des Alltags und der enge Lebensentwurf des Durchschnittsmediziners lassen sich durch solche Äußerlichkeiten kompensieren. Zusätzlichen «Trost» findet mancher in seiner Entlohnung (dies gilt vor allem für Chefärzte und die Inhaber von florierenden Orthopädie-, Röntgen- oder HNO-Praxen sowie für Labormediziner; Haus- und Kinderärzte stehen hingegen schlechter da). Der Alltagsfrust wird durch Zurschaustellung pekuniären Wohlstands mit dazugehörigem Fuhrpark nebst konsumgeschmückter Gattin verdrängt. So entstehen die altbekannten Feindbilder.

Die Arbeit der angestellten Ärzte im Krankenhaus hingegen ist weit weg vom Klischee der saturierten Großverdiener. Das Gehalt ist ausreichend, aber keineswegs üppig. Das Einkommensgefälle zwischen Chefarzt und tätigem Fußvolk – auch unter den Ärzten – ist bemerkenswert. Nur durch private Zuwendungen der Chefs und üppige «Pools» waren gute Oberärzte an der Klinik zu halten und wanderten nicht sofort ab in die Praxis.

Ist die Medizin überhaupt eine exakte Wissenschaft? Nicht ohne Grund war ihre «Wissenschaftlichkeit» lange umstritten. Im Vergleich mit den rein naturwissenschaftlichen Fächern wie Physik oder Chemie bleibt sie den eindeutigen Kausalitätsnachweis, das wissenschaftliche «Wenn – dann» oft schuldig; zu viele verschiedene Einflüsse greifen ineinander.

Die Medizin hilft sich zunächst einmal semantisch: Alles Unklare wird als «Syndrom» beschrieben. Ein «Syndrom» ist die Sammelbezeichnung für eine verschieden große Anzahl von isolierten körperlichen Erscheinungen (Symptomen) und Beobachtungen, über deren Ursachen und Zusammenwirken man letztlich nichts Genaues weiß. Unscharfe Krankheitsbilder werden so mit einem Oberbegriff zusammengefügt und bekommen ein lateinisches Etikett. Das klingt für den Laien dann eindrucksvoll und eindeutig.

Beispiel: das REITER-Syndrom – der Morbus (Krankheit) Reiter –, eine Erkrankung aus dem rheumatischen Formenkreis, mit Entzündung so unterschiedlicher Organe wie der Harnröhre, der Augen und verschiedener Gelenke (Urethritis, Uveitis, Konjunktivitis und Mono- oder Polyarthritis). Oder mein Lieblingssyndrom, das KORSAKOFF-Syndrom, das als Korsakowsche Psychose in die Medizinliteratur eingegangen ist. Das Handbuch der praktischen Medizin beschreibt es als «fortschreitendes organisches Psychosyndrom mit Störung der Merkfähigkeit, der Wort- und Namensfindung, der zeitlichen, örtlichen (...) Orientierung mit konfabulatorischen Überbrükkungen der vorhandenen Lücken, mit stumpf-euphorischer Stimmungslage, Urteilsschwäche – vielfach vergesellschaftet mit einer Polyneuritis (Nervenentzündung). (...) Einer häufig bei Alkoholikern anzutreffenden chronischen Charakter- und Wesensveränderung mit Niveausenkung, Entdifferenzierung, Vergröberung, langsamem Verfall (...)». Assoziationen mit trinkfesten Bonner Politikern wären rein zufällig.

Wenn der Schriftsteller Peter Bamm sagt: «Das jeweils vorliegende System der Deutungen ist das, was man den Stand der Wissenschaft nennt», so gilt das für viele «wissenschaftliche» Aussagen und scheint mir erschreckend zeitgemäß – auch heute noch oder gerade heute. Vor allem bei der Inflation der wissenschaftlichen Arbeiten mit eindeutigem Auftraggeber läßt sich der Interessenkonflikt nicht von der Hand weisen.

Was die Aussagekraft von medizinischen Statistiken angeht, verweise ich in voller Übereinstimmung auf Walter Krämer, Professor für Wirtschafts- und Sozialstatistik an der Universität Dortmund, und sein Buch: «Statistik verstehen» (S. 156): «Jede Statistik, die von einer interessierten Stelle selbst erstellt oder verbreitet wird, ist bis zum Beweis des Gegenteils als manipuliert zu betrachten.» Was die generelle Aussagekraft solcher Statistiken angeht, so glaube auch ich mittlerweile an keine Statistik, die ich nicht selbst gefälscht habe.

Vor allem graphische Darstellungen verleiten zu Fehlinterpretationen. Die Steilheit einer Kurve hängt neben den eingegebenen Daten ganz wesentlich von der Rasterverteilung des Koordinatensystems ab. Diese aber werden oft zur Dramatisierung einer Aussage und des Kurvenverlaufs einseitig geändert. Es lohnt sich also, sehr genau hinzusehen.

Den Betrug durch Halbwahrheiten belegt Krämer trefflich am Beispiel von Solschenizyns «Krebsstation», wo alle infausten «Krebspatienten» – also die hoffnungslosen Fälle – kurz vor dem Tod nach Hause geschickt wurden. So konnte die Klinikleitung bemerkenswerte «Therapieerfolge» vermelden – die Zahl der Todesfälle ging gegen Null.

Vieles, was als Forschungsprojekt in den Etats der Pharmaindustrie auftaucht, ließe sich mit gleichem Recht unter der Rubrik «Kosten für Marketing» auflisten. Die Frage nach der Quelle und dem Finanzier einer «wissenschaftlichen» Studie sollte von den publizierenden Medizinjournalisten ruhig häufiger gestellt werden. Daß dies nicht geschieht, hat, wie Ellis Huber, der Präsident der Berliner Ärztekammer, vermutet, den Hintergrund, daß viele Medizinjournalisten als «freie» Autoren solcher Beiträge selbst auf den Gehaltslisten der Konzerne stehen.

Die Glaubwürdigkeit und Unabhängigkeit solcher «wissenschaftlichen» Beiträge darf jedenfalls gelegentlich angezweifelt werden. Wie heißt es so trefflich dazu im Volksmund: «Wes Brot ich eß, des Lied ich sing.»

Firmeninteressen und Hochschulforschung greifen mittlerweile sehr eng ineinander. Die Drittmittelfinanzierung an Hochschulen und Universitäten, die Tatsache, daß sogar Arztstellen in Universitätskliniken von Firmen finanziert werden, bergen große Gefahren. «Wissenschaftlich geprüft» oder «dermatologisch geprüft» steht oft auf den Etiketten von Produkten – ein Gütesiegel, das dem Konsumenten natürlich besondere Glaubwürdigkeit suggerieren soll.

Man wird – je nach Auftraggeber und Zielsetzung – für jede noch so abenteuerliche These einen «Experten» finden können, der die gewünschte Theorie untermauert. Beispiel: die Cholesterindebatte oder das Thema kochsalzreiche Ernährung. Mal gönnt ein «Experte» dem gemeinen Volk – wegen drohendem Bluthochdruck – nicht einmal das Salz in der Suppe, schon tönt ein anderer «Experte» aus einem anderen Teil der Welt: Wir essen zu kochsalzarm. Ja, was denn nun?

Manche Industriezweige wußten schon immer, wo sie ihre Gutachten einholen müssen. Das alte lateinische «Cui bono?» – «Wem nutzt es, für wen ist es gut?» sollte vor blinder Wissenschaftsgläubigkeit schützen. Doch wo wird das gelehrt?

Die Sprache der Wissenschaft ist das Latein. So sehr ich diese Sprache persönlich auch liebe: Im Umgang mit Patienten hat sie nichts zu suchen. Sie schafft nur eine künstliche Distanz zwischen dem Arzt (also dem Wissenden) und dem Patienten (dem Unwissenden). Wir haben uns als Ärzte im Studium zwar daran gewöhnt, aber das ließe sich auch schnell wieder ändern. Denn jeden Begriff haben wir ja vorher auch vom Deutschen ins Lateinische übersetzen müssen. Eine «vegetative Dystonie» – kann man auch getrost einen «Schwindel» nennen, und der Patient ist sicher auch nicht böse, wenn aus der «Interdigitalmykose» wieder ein ordinärer «Fußpilz» wird.

Aber dann müßten wir ihm natürlich auch verraten, was sich hinter dem Kürzel «FLIC» verbirgt: Der (Fl)atus (i)ncarceratus (c)erebri – der «eingeklemmte Wind im Kopf» – ist ein Kainsmal, es findet sich auf mancher Karteikarte für unerträgliche Nervensägen ohne erkennbaren Befund. Der Begriff ist dem Volksmund entliehen, klingt aber lateinisch ganz anders – richtig bedeutend. Weniger derbe Vertreter der Zunft drücken sich gewählter aus. Sie sprechen von «chronischer Nihilitis» oder markieren die Karteikarten ihrer Spezialpatienten mit Farbklecksen oder Hieroglyphen.

Wohin treibt die Medizin?

Unsere «Kästchengesellschaft» weist jedem seine Expertennische zu, in der er sich zu tummeln hat. Hat jemand gelebte Erfahrungen und Kenntnisse in verschiedenen Sparten oder Berufen – wirkt er schon verdächtig. «Experte» ist man, wenn sich das Gesichtsfeld zum Skotom (dunklen Fleck) fokussiert und man aus jeder Marginalie einen gelehrten Traktat macht. Eine Vernetzung aller bekannten Tatsachen ist daneben nicht mehr möglich. «Experten» erfassen kaum noch ihr Ressort, geschweige denn etwas darüber hinaus.

Ob die theoretischen Möglichkeiten einer weiterentwickelten Medizin zum Segen der Menschheit oder zu ihrem bösen Fluch gereichen, werden die nächsten Jahrzehnte zeigen. Bis auf wenige therapeutische Neuentwicklungen basierte der vielzitierte «Fortschritt» der letzten Jahre ganz wesentlich auf einer verbesserten Diagnostik. Unsere Forscher und Techniker haben immer perfektere Methoden entwickelt, um Veränderungen und Abnormitäten des Körpers in immer früheren Stadien erkennbar zu machen: sei es durch visuelle Darstellung oder durch laborchemische Diagnoseverfahren. Wir sind aber dadurch nicht automatisch gesünder geworden, sondern wir wissen lediglich früher, daß wir «krank» sind.

Das alte Röntgenbild wurde ersetzt oder verfeinert durch immer aufwendigere und sensiblere Technik. Wir sind heute in der Lage, jede noch so kleine Normvariante im Frühstadium zu erkennen. Doch was kommt dann? Oft scheint mir, die «High-Tech»-Medizin schafft mehr Probleme als Lösungen.

Die Namen der Erkrankungen werden immer differenzierter, aber je enger der Blick auf das Spezialgebiet wird, um so stärker laufen wir Gefahr, den Blick für das Ganze zu verlernen. Der Inflation der Fachärzte folgte die Inflation der Diagnosen. Immer häufiger bleiben die Befunde jedoch abstrakt: Der famosen Entwicklung der Diagnosetechnik fehlt – nach meiner Auffassung und Erfahrung – das therapeutische Pendant.

Das Blendwerk der «High-Tech»-Medizin darf nicht darüber hinwegtäuschen, daß die endgültigen Therapieerfolge etwa bei den großen «Killer»krankheiten, wie den bösartigen Zellmutationen – also dem, was der Volksmund unter «Krebs» versteht –, ebenso wie die ursächlichen Behandlungserfolge von AIDS noch auf sich warten lassen. Wir «therapieren» überwiegend die Symptome dieser Krankheiten, aber der letzte Schlüssel zur Ursachenbehandlung paßt noch nicht.

Auch wenn die Erfolge und der Fortschritt der Medizin in unseren Medien immer wieder angepriesen werden: Die großen Geißeln unserer Zivilisation – Tumoren, Arteriosklerose, Allergien und Rheuma – werden durch all die teure Medizin bestenfalls graduell beeinflußt. Heilungen, also endgültige Erlösungen von dem Übel, bleiben die Ausnahme.

Der Beurteilung des wahren Fortschritts müßte also eine exakte, ungefärbte Analyse der echten Verbesserungen für die Lebensbedingungen der betroffenen Menschen vorausgehen. Schmerzstillung allein ist sicher eine große Linderung, vor allem bei «finalen» Tumorpatienten. Bei chronischer Schmerzbehandlung erhöht sich aber meist auch die täglich notwendige Dosis an Pharmazie. Dies aber birgt die Gefahr von schweren Nieren- oder Leberschäden. So setzt man nicht selten erst eine Behandlungsspirale in Gang: Eine Komplikation jagt die nächste.

In der Gesamtbewertung des «Erfolges von medizinischen

Maßnahmen» muß daher auch die Entstehung von Folgeschäden beim Patienten eingehen; und zwar sowohl der Schäden, die als Komplikationen von Diagnostik (zum Beispiel als Strahlenschäden, Nierenschädigungen, anaphylaktische Schocks nach Kontrastmittelgabe zur Darstellung von Bandscheibenschäden oder Gefäßen) auftreten, als auch der Leiden der Patienten, die als Folgen einer medikamentösen Therapie entstehen.

«Die Qualität ärztlicher Behandlung bzw. der eingeleiteten Maßnahmen ist am besten an Kriterien abzulesen, wie z. B. Heilungserfolg, Lebensqualität oder Komplikationen. Diese Differenzierung in Ergebnis- und Prozeßqualität hat sich immer als glücklich erwiesen, um davon die Maßnahmen der Strukturqualität scharf abzugrenzen.» Diese bemerkenswerte Erkenntnis findet sich im Bericht über die Qualitätssicherung ärztlicher Berufsausübung für den Deutschen Ärztetag 1991 von Prof. Dr. med. G. Osterwald. Allerdings steht dort auch: «Qualitätssicherung kann nur dort sinnvoll betrieben werden, wo sich die Medizin auf sicherem Boden befindet, und dies bedeutet, daß effektive Standards der medizinischen Versorgung existieren müssen.»

Genau hier aber liegt der Hase im Pfeffer. «Sicheren Boden» hat die Medizin nur selten unter den Füßen; man experimentiert, versucht und probiert – mit unterschiedlichem Erfolg. Vieles in der Medizin unterliegt auch heute noch rein subjektiven Beurteilungskriterien. Nicht ohne Grund wird im Resümee des zitierten Berichts die Ärzteschaft aufgefordert, «in allen Phasen der Qualitätssicherung selbstkritisch, initiativ und konstruktiv-kreativ diese Arbeit zu bewältigen». Wenn es nur erst schon soweit wäre!

Bei meinen Erfahrungen mit Ärzten im allgemeinen und «Wissenschaftlern» im besonderen habe ich trotz vieler Ankündigungen und Kongresse nicht sonderlich viel Selbstkritik erlebt, von «Initiative» zur Selbstkontrolle und Qualitätssicherung im Alltag ganz zu schweigen. Die bislang von der Ärzteschaft geforderten Kriterien der «Freiwilligkeit, der Anonymität und der Beratung statt Sanktionen» scheinen mir aber keineswegs ausreichend zu sein. Wer läßt sich schon freiwillig in die – schlechten – Karten gucken?

Die Tatsache, daß im «wissenschaftlichen Beirat» der Bundesärztekammer, dem richtungweisenden Gremium von circa 50 handverlesenen Wissenschaftlern, überwiegend die altvertraute Professorenriege vertreten ist, spricht Bände. Viele waren darunter, die aus gutem (Alters-)Grund längst pensioniert sind und die tägliche Arbeit am Patienten seit Jahren hinter sich haben – manche kenne ich noch vom Studium; sie kamen mir bereits damals «alt» vor. Wer will von ihnen ernsthaft erwarten, daß sie im hohen Alter von ihrem speziellen wissenschaftlichen Steckenpferd ablassen und eine grundsätzliche Neuorientierung der «wissenschaftlichen» Medizin zulassen würden? Ihr Lebenswerk in Ehren, aber ich würde sie allesamt lieber im «Ausschuß für Auslandsbeziehungen» – von Spöttern liebevoll «Reisekader» genannt – sehen, in dem zur Zeit neben dem Vorsitzenden Dr. Karsten Vilmar und seinem Stellvertreter zahlreiche altgediente Standesfunktionäre ihren Lebensabend «sinnvoll» ausfüllen.

In die richtungweisenden Gremien der Ärzteschaft gehören nach meiner Überzeugung viel mehr Praktiker, also Ärzte, die «draußen» mit den Folgen der «wissenschaftlichen Medizin» fertig werden müssen und die als Kontrollinstanz für die «akademischen Überflieger» unentbehrlich sind. Die Wissenschaft hat sich an der Praxis zu orientieren und nicht umgekehrt; andernfalls verliert sie die Bodenhaftung. Und genau diesen Eindruck habe ich heute.

Die Satzung zur Einberufung der beratenden Mitglieder in den «wissenschaftlichen Beirat» gestattet zwar ausdrücklich die Berufung von Persönlichkeiten aus Wissenschaft «und Praxis», doch die Herren Professoren dominieren eindrucksvoll in diesem Gremium, in das man für immerhin drei Jahre gewählt wird. Wenn sich daran nicht bald etwas ändert, fürchte ich ein noch weitergehendes Auseinanderdriften der Medizin in Forschung und Praxis, als wir sie bereits heute zu beklagen haben.

Die gentechnische Revolution

Nach der Überflutung mit neuen Diagnoseverfahren steht dem «medizinischen Fortschritt» noch eine ganz andere Dimension ins Haus. Mit Hilfe der Gentechnik eröffnet sich die Möglichkeit, Erbinformationen, die in den Strukturen der Gene lokalisiert sind, gezielt auf andere Organismen zu übertragen und dort zur Wirkung zu bringen. So lassen sich in artfremden Organismen Therapeutika gewinnen, die dann auch Patienten zugute kommen können. Dieses Verfahren wird von den Verfechtern als *das* Arzneimittelverfahren der Zukunft propagiert. Der Gerinnungshemmer «Hirudin» und der Faktor VIII für Bluterkranke werden in Frankreich und Japan bereits mit dieser Technik hergestellt.

Die Biotechnologie steht nach Aussagen von Branchenkennern «in ihrem kommerziellen Nutzen unmittelbar vor dem Durchbruch» – so Norbert Rau, Geschäftsführer eines Consultingunternehmens für biotechnische Verfahren in der *Wirtschaftswoche* vom 18. September 1992. Nach dem Stadium ihrer Erforschung drängen diese umstrittenen Techniken jetzt mit Macht auf den boomenden Gesundheitsmarkt. Wegen der großen Skepsis der deutschen Öffentlichkeit gegenüber diesem «Teufelszeug» und den scharfen Gentechnikgesetzen von 1990 traten die Pharmariesen Hoechst, Bayer und BASF mit ihren Forschungsinvestitionen die Flucht ins Ausland an – nach Japan und in die USA. Sie scheuten den bürokratischen Papierkrieg bei gentechnologischen Laborarbeiten und die bereits auf den untersten Sicherheitsstufen zeitraubenden Genehmigungsverfahren in Deutschland. Wer auf diesem gewinnträchtigen Zukunftsmarkt den Anschluß nicht verpassen wollte, verlagerte also seine Aktivitäten ins weniger restriktive Ausland. Dort werden die Sicherheitsgesetze großzügiger gehandhabt.

Wer in Deutschland den Gang durch die Instanzen antrat, hatte das Nachsehen. So konnte die Firma Hoechst ein seit Jahren fertiges gentechnisch hergestelltes Humaninsulin in Deutschland nicht auf den Markt bringen. Die pfiffige amerikanische Konkurrenz hingegen ergriff ihre Chance. Das Gesetz bot eine Lücke: Gentechnisch hergestelltes Humaninsulin darf zwar in Deutschland zugelassen und eingenommen, nicht aber produziert werden. So hat das amerikanische Unternehmen den Markt besetzt. In Zukunft sollen die Lieferungen nicht mehr nur aus den USA kommen, sondern auch von Produktionsstätten gleich hinter der deutschen Grenze, aus der Schweiz und Frankreich.

Folgerichtig suchen die deutschen Pharmariesen nun die Kooperation mit Firmen in den USA oder Japan, um den Anschluß nicht zu verlieren. Auch der massive Druck auf die Politik zeigt mittlerweile Früchte: Ein neues Gentechnologiegesetz wird deutliche Erleichterungen bescheren.

Die Japaner haben dank großzügiger – vielleicht auch fahrlässigerer – Gesetzgebung mittlerweile einen immensen Vorsprung bei der Produktion biotechnisch hergestellter Medikamente. Circa 100 Produkte sind zur Zeit in der klinischen Forschung und warten auf ihre endgültige Freigabe.

Auch wenn sich die deutsche Pharmaindustrie lange Zeit im Würgegriff der Gesetzgebung wähnte: Skepsis gegenüber einer wahllosen Anwendung dieser Medikamentengewinnung ist unbedingt angebracht. Die Klassifizierung in mehrere Sicherheitsstufen («kein Risiko für Gesundheit und Umwelt, geringes Risiko und mäßiges Risiko») und die erheblichen bürokratischen Hindernisse haben einen durchaus realen Hintergrund. Bei unsachgemäßem oder schlampigem Umgang mit manipulierten Mikroben besteht die Gefahr, daß diese durch die Luft oder das Wasser entweichen und sich außerhalb des Labors unkontrolliert entwickeln und fortpflanzen. Zur Sicherheit werden die Abwässer der Labors durch Erhitzen sterilisiert, was zum Absterben der Organismen führt; das Entweichen durch die Luft versucht man durch die Erzeugung von Unterdruck zu verhindern.

Wer aber garantiert für diese Sicherheitsbedingungen? Formal untersteht die Genforschung der staatlichen Kontrollhoheit: Doch wer nimmt diese «Hoheit» wahr, zu jeder Zeit, Tag und Nacht? Was passiert im Schadensfall? Wie steht es um die Informationsbereitschaft der Firmen bei Pannen? Niederschmetternde Erfahrungen bei anderen Betriebsunfällen der chemischen Industrie gebieten eine gehörige Portion Skepsis und Vorsicht. Die Tatsache, daß publizierte «Pannen» erneut große öffentliche Diskussionen und eventuell wieder eine Verschärfung der Gesetzgebung auslösen könnten, läßt nicht auf besondere Aussagefreude der Verursacher hoffen.

Eine komplette Sicherheit wird es nicht geben, von solchen Illusionen müssen wir uns lösen. Andererseits werden die Risiken weltweit nicht geringer, wenn man der Produktionsverlagerung in Länder mit bekanntermaßen lascher Kontrolle stillschweigend zusieht. Genau das findet aber zur Zeit statt. In dieser Zwickmühle fordert die renommierte Max-Planck-Gesellschaft zwar bürokratische Erleichterungen auf den untersten Sicherheitsstufen, warnt aber auch vor den möglicherweise irreversiblen negativen Folgen.*

Besonders das «Irreversible» der Folgen – das nicht Wiedergut-

* Vgl. *Wirtschaftswoche*, Nr. 39, 18. 9. 1992

zumachende der Schäden – verlangt höchstes Verantwortungsbewußtsein. Eine Verantwortung, die man bei vielen der rein profitorientierten Manager in der Industrie vermißt. Die «Macher» haben Konjunktur und nicht die «long-term-Planer».

«Nach mir die Sintflut», scheint sich da mancher zu sagen. Hauptsache, während meiner Amtszeit macht die Firma Gewinn. Wer sich ernsthaft gewinnträchtigen aber langfristig gefährlichen Vorhaben widersetzen wollte, würde doch in Windeseile mit hoher Abfindung ausgetauscht, und jeder weiß das.

So drohen die letzten Anflüge von Ethik und Moral aus einer ganzen Schicht von Entscheidungsträgern herausgemendelt zu werden. Welche Risiken wir tatsächlich eingehen, läßt sich heute nicht abschließend beurteilen. Besonnenheit und Vorsicht wären also mehr als angebracht. Der «Fortschritt» jedenfalls hat schon heute seinen Preis. Nicht nur die Ethik unterwirft sich seinem Diktat; auch die Finanzierbarkeit wird mit dem Zauberwort «Fortschritt» immer wieder zu einem lästigen Bremsklotz degradiert. Wer sich dem «Fortschrittsglauben» nicht bedingungslos unterwirft, gilt unter den Aposteln der Gentechnologie als rückständiger Fundamentalist.

Nach der Kostenexplosion der Medizin in der Diagnostik wird bald die uferlose Kostenexplosion in der Therapie folgen. Wenn in naher Zukunft teure gentechnologisch hergestellte Präparate im Rahmen der Solidargemeinschaft von allen Patienten gleichermaßen eingefordert werden und, dem Fortschrittsgedanken folgend, für vielerlei Erkrankungen als die «Therapie der Zukunft» gelten, bin ich gespannt, ob diese Therapieform dann zu den «medizinisch notwendigen» Maßnahmen zählt, die laut Minister Seehofer auch in Zukunft für alle gesichert bleiben. Aus dem Beitragsvolumen der Versicherten jedenfalls und mit den bisherigen begrenzten Selbstbeteiligungen bei Medikamenten läßt sich diese Kostenentwicklung wohl kaum auffangen.

Hier hilft dann in der Tat nur die bereits zaghaft angekündigte

Differenzierung in «Wahlleistungen», die der Patient ausdrücklich wünscht, aber auch selbst bezahlt, und «Regelleistungen», die als *medizinisch notwendig* definierte Maßnahmen von der Kasse erstattet werden. Die pharmazeutische Industrie wird allerdings alle Hebel in Bewegung setzen, um sicherzustellen, daß ihre neuesten gewinnträchtigen Errungenschaften als «Regelleistungen» der Krankenkassen einen breiten Patientenmarkt erobern und nicht nur als «Wahlleistungen» denjenigen zur Verfügung stehen, die dies ausdrücklich anfordern und auch bezahlen können.

Wo der Minister dann diese Summen wieder einsparen will, ist mir schleierhaft – hoffentlich nicht bei der Betreuung und der notwendigen Basisversorgung.

VIEL TECHNIK – WENIG MENSCH

Wir haben's weit gebracht,
die Menschheit stirbt modern.

Erich Kästner

Die Rettungsdienste in Deutschland sind die schnellsten der Welt. Durchschnittlich vergehen nur acht Minuten von der Alarmierung der Rettungswagen bis zu ihrem Eintreffen am Unfallort. So weit, so gut. Doch dann dauert die Suche nach einem freien Bett auf der Intensivstation oft bis zu drei Stunden. Solange wird der Patient herumgefahren, weil kein Krankenhaus ihn «abnehmen» will.

Obwohl Krankenhäuser gesetzlich verpflichtet sind, die Primärversorgung von Notfällen sicherzustellen, melden überfüllte Notfallstationen schon im Vorfeld ihre Häuser bei den Rettungsleitstellen als belegt ab.

So bedrohlich die Situation für die Patienten in ernsten Krankheitsfällen ist, so ärgerlich ist darüber hinaus die Tatsache, daß erhebliche Kapazitäten der Rettungshilfe durch Bagatelleinsätze und Fehlalarme blockiert werden. Ein hoher Prozentsatz der Einsätze von Feuerwehr, Notarztwagen und ärztlicher Nothilfe ist sinnlose Zeitvergeudung und die Verschwendung wichtiger Ressourcen. So verzögern sich notwendige Operationen Schwerstverletzter, oder dringend benötigtes Blut kann nicht gegeben werden – mit nachhaltigen Folgen.

Hinzu kommt, daß aus Personalmangel in Deutschland massenweise «High-Tech»-Intensivstationen geschlossen sind. Teuerste Technik liegt brach, Operationssäle bleiben unbenutzt, weil die Bedienung der Instrumente, die Betreuung der Patienten durch fähiges Pflegepersonal nicht gewährleistet ist.

Wenn in einer Universitätsklinik eine hirntote Frau über Monate beatmet und intensivmedizinisch betreut wird, um den ethisch umstrittenen Versuch vorzunehmen, eine fünfzehn Wochen alte Schwangerschaft bis zum sechsten Monat aufrechtzuerhalten, dann muß man – bei allem Respekt vor dem werdenden Leben – berücksichtigen, daß dieser lebenswichtige Beatmungsplatz einem anderen Patienten – vielleicht auch einem Kind, das sogar eine große Überlebenschance hätte – verwehrt bleibt.

Wer sich aus ethischen und moralischen Gründen zum Austragen einer solchen Schwangerschaft bei einer Hirntoten entschieden hat, hätte alle Folgeschritte mit bedenken müssen. Das Abbrechen aller medizinischer Maßnahmen aufgrund einer eventuell auftretenden Niereninsuffizienz etwa wäre auf der Grundlage einer ethischen Argumentation unlogisch; es hieße, die «Triage» aus labortechnischen Motiven in die Medizin einzuführen, das heißt, die Selektion von behandlungswertem Leben allein aufgrund medizinischer Parameter. Da der Fötus über die Plazenta und die Nabelschnur symbiotisch am Kreislauf der hirntoten Mutter hängt, würde mit dem Einstellen der Bemühungen um die Mutter auch das werdende Leben aufgegeben.

Diese moralische Inkonsequenz einer bereits zu Beginn der Maßnahmen umstrittenen Entscheidung gibt zu denken. Es drängt sich der Verdacht auf, daß es nicht zuletzt um «wissenschaftliche Erkenntnisse» ging, um die Erforschung eines Behandlungsversuchs in einem leblosen Organismus.

Solche Versuche, so empört sie auch kommentiert werden, bergen die Gefahr, später als unkritisch zitierfähige «Fälle» in die Medizinliteratur einzugehen. So haben auch die Erlanger Ärzte ihre Entscheidung für die Fortführung der Maßnahmen mit dem Quellenstudium der amerikanischen und skandinavischen «wissenschaftlichen Fachliteratur» legitimiert.

Trotz aller vollmundigen Dementis der Ärzte sehe ich sie schon vor mir, wie sie auf Fachkongressen weltweit von ihren Erfahrungen berichten. Es wäre nur allzu folgerichtig und entspräche den «wissenschaftlichen» Gepflogenheiten. Auch ein abgebrochenes Experiment hat Aussagekraft. So werden neue wissenschaftliche Wege gebahnt. Die Skepsis, die Bedenken großer Teile der Bevölkerung, die Empörung von Frauen, die sich ihrer Würde beraubt sehen, sind dann nur noch Schnee von gestern.

Das ist die Crux der Wissenschaft: Die Quantität der zitierten Arbeiten dominiert die Qualität der Aussagen. Die differenzierte Betrachtung des Einzelfalles und seiner Rahmenbedingungen werden mit wachsendem Abstand zum Ereignis bedeutungslos. «Fakten schaffen» nennt man so etwas in anderen Branchen.

Für die Entwicklung der Medizin insgesamt, auch für ihre Fehlentwicklung, sind solche Einzelentscheidungen bahnbrechend. Die technokratische Medizin feiert hier Triumphe: Sie setzt sich über die Belastungen der Angehörigen ebenso hinweg wie über die Schwierigkeiten des Personals, das jene leblose Frau waschen, streicheln, ansprechen und ihr über die Magensonde Nahrung zuflößen mußte. Sicher, wer an einem solchen Fall mitwirkt, der kann das nur freiwillig tun. Aber es ist nicht gerade motivierend für junge Menschen, die wir dringend wieder für pflegerische Berufe gewinnen müssen, wenn sie solche Bilder vor Augen haben.

Engpaß Intensivstation

Es gibt bereits heute nur noch limitierte Plätze auf Intensivstationen. Wenn die apparativen oder personellen Kapazitäten erschöpft sind, müssen neu hinzukommende Patienten oft 20 Kilometer weiter und Stunden länger in eine andere adäquate Klinik transportiert werden. Nur den großen Universitätskliniken ist es personell möglich, gleichzeitig zum Beispiel Augen- oder Gesichtsverletzungen und akute Bauchblutungen zu versorgen. Nur dort können routinemäßig zwei Teams parallel arbeiten, wenn es die Situation verlangt.

Es ist also nicht auszuschließen, daß das Leben anderer – mit guten Überlebenschancen – durch die in Erlangen getroffene Entscheidung gefährdet worden ist. Die Verhältnismäßigkeit der Mittel darf bei allem wissenschaftlichen Ehrgeiz nicht außer acht gelassen werden. Ich selbst hätte keine Bedenken und würde nicht zögern, eine bis zum Unfallereignis ungefährdete Schwangerschaft in den letzten Tagen vor der Geburt auch bei einer Hirntoten zu verlängern, bis das Kind lebensfähig ist, wenn sichergestellt wäre, daß es zuvor keine Phase des akuten Sauerstoffmangels für das Kind gegeben hat. Bei langanhaltender Hypoxie, also einer Unterversorgung mit Sauerstoff zu einem so frühen Zeitpunkt (15. Woche), die bei einem Unfallschock nicht auszuschließen ist, muß man den Mut aufbringen, die ärztlichen Maßnahmen einzustellen. Das wäre ein Beispiel für die «Ethik des Lassens».

Die Problematik im Erlanger Fall war vielschichtig. Eine junge Frau wurde mit schwersten Schädel-Hirn-Verletzungen in die Uniklinik eingeliefert. Ihr Großhirn war zerstört, nur Reste des Stammhirns hielten noch Primitivreaktionen aufrecht. Unterstützend wurde mechanisch weiterbeatmet und der Kreislauf stabilisiert. Irgendwann trat dann der komplette Hirntod ein, der von zwei unabhängigen Ärzten, die an der vorgesehenen

Organtransplantation nicht beteiligt sein dürfen, formal festgestellt wurde.

Bevor ein Hirntod attestiert werden kann, muß eine Vergiftung oder eine Bewußtlosigkeit als Folge von Medikamenten und Schlafmitteln aus der Rettungsphase ausgeschlossen werden. Mindestens 24 bis 48 Stunden, bei Kindern bis zu 72 Stunden muß diese Beobachtungsphase dauern. Neurologische Untersuchungen der Pupillen-, Hornhaut- und Schluckreflexe werden durchgeführt, ein Koma wird attestiert. Zusätzlich läßt sich mit einem isoelektrischen Nullinien-EEG oder mittels Angiographie belegen, daß keine meßbare Durchblutung der Hirnstrukturen mehr stattfindet. Sind diese definitorischen Kriterien erfüllt, gilt der Patient als hirntot. Auf psychologische oder theologische Todesdefinitionen wird hierbei nicht eingegangen. Die formalen Kriterien der Bestimmung des Hirntodes sind lediglich der Versuch einer vereinheitlichten Regelung zur Legitimierung von Organentnahmen. Besonders bei jungen Spendern haben die Transplantationen hohe Erfolgschancen.

Solche Patienten gelten als ideale Nierenspender. Sie haben gesunde junge Nieren. Außerdem kann die Blutversorgung in der Übergangsphase medikamentös gesteuert werden. Der Blutdruck sollte stabil gehalten werden, damit die Niere nicht geschädigt wird. Technisch ist das alles möglich.

Also werden die Angehörigen einbestellt, um ihnen die traurige Nachricht mitzuteilen. Fast im selben Atemzug werden sie dann um ihr Einverständnis für die Nierenentnahme gebeten. In solchen Situationen werden die Angehörigen meiner Meinung nach völlig überfahren. Ihnen bleibt keine Zeit, den Schmerz über den Todesfall zu verkraften, schon verlangt man ihnen eine Entscheidung ab. Nur die wenigsten Unfallopfer tragen heute eine unterschriebene Organspendeerklärung im Portemonnaie. Selbst wenn der Patient zu Lebzeiten sein Einverständnis gegeben hat, müssen die Angehörigen erneut befragt werden, muß der letzte anzunehmende Wille eruiert werden. Ich glaube, wir müssen dahin kommen, eine Entscheidung für oder gegen die Organentnahme von jedem Bürger zu Lebzeiten zu erwirken, bei Ausstellung des Passes oder Personalausweises, die dann bindenden Charakter hat und die allenfalls persönlich widerrufen werden kann, falls sich die Einstellung ändert.

Solche Überfälle auf Angehörige in den Stunden der größten Verzweiflung halte ich jedenfalls für unvertretbar. Keineswegs heroisch, sondern stumm und apathisch nicken sie dann unter Zeitdruck mit dem Kopf und unterschreiben die Entnahmeerklärung. Als Beteiligte oder Anwesende bei solchen Überfällen war mir jedesmal äußerst unwohl. So kann man «wissenschaftlichen Fortschritt» nicht erzwingen.

Daß im Erlanger Fall eine den Operateuren bis dahin nicht bekannte Schwangerschaft des unverheirateten Opfers hinzukam, werte ich als unkalkuliertes Malheur. Eine Schwangerschaft im dritten Monat kann man äußerlich nicht erkennen. Sie wurde den Ärzten von den Angehörigen mitgeteilt. Jetzt galten ganz andere Voraussetzungen: Die Nierenentnahme bei der Hirntoten verbot sich natürlich, sobald die Entscheidung für die Weiterbeatmung zur Rettung des Kindes gefallen war.

Von der ursprünglich geplanten Nierenentnahme war aber während der ersten Tage in den ärztlichen Bulletins nicht die Rede, statt dessen wurde das rührende Bemühen um das schützenswerte Kind in den Vordergrund gestellt. Daß die empörten Eltern die *Bildzeitung* um Hilfe gebeten hatten, um die Organentnahme zu verhindern, erfuhr man erst später. Doch mit Bekanntwerden der Frühschwangerschaft nahm die Entwicklung eine Wendung. Mit Rücksicht auf die emotionalisierte Öffentlichkeit wurde nun der Behandlungsversuch des Kindes zum zentralen Thema gemacht. In diesem rechtsfreien Raum, wo ärztliche Ethik entscheiden mußte, ob die Behandlung der Mutter und damit des Kindes fortgeführt werden sollte, wollte man wohl die Diskussion nicht durch die pietätlose Vorgeschichte belasten. Die Eltern willigten jedenfalls schließlich ein, die Schwangerschaft fortzuführen.

Die Nierenentnahmen an Hirntoten sind auch für die beteiligten Ärzte und das Pflegepersonal belastend. Nur hartgesottene Routiniers gehen emotionslos damit um. Wer nur unter «wissenschaftlichen» Aspekten einen Menschen «ausschlachtet», verläßt nach einem solchen Eingriff pfeifend den OP. Alle anderen stehen betreten an der Leiche. Wenn nach der Entnahme alle Geräte abgestellt sind, ist es grabesstill. Anästhesisten und Schwestern bauen ihre Gerätschaften ab. Der «Restmensch» wird für die Pathologie vorbereitet und, Kopf voraus, aus dem OP gefahren, bedeckt mit einem weißen Tuch. Am Fußende liegen seine letzten Habseligkeiten in einem Plastiksack und seine abgeschlossene Akte. Das war's. So profan ist ein Ende.

Bei allem Respekt vor medizinischen Entwicklungen, bei aller Achtung vor einzelnen Wissenschaftlern und ihrer Suche nach technischen Verbesserungen: Es geht um Menschen, und es bleiben stets menschliche Entscheidungen, die getroffen werden müssen.

Der menschliche «Faktor»

Es wäre Augenwischerei, wenn wir uns allein durch den technischen Fuhrpark unserer Krankenhäuser und Rettungsdienste blenden ließen. Der Patient mit Gehirnblutung nach einer schweren Kopfverletzung hat nur wenig davon, daß der Rettungswagen in Weltrekordtempo vor Ort ist. Eine Massenblutung im Schädelinneren verdrängt die gesunde Hirnsubstanz und zerstört das gesunde Gewebe, oft unwiderruflich. Der knöcherne Schädel gibt den durch Blutungen oder Schwellungen verursachten Druckerhöhungen nicht nach. Dem Patienten hilft dann nur die sofortige Druckentlastung in einer Spezialklinik und unter optimalen OP-Voraussetzungen: bei künstlicher Unterkühlung und in Kopfhochlage, eventuell sogar mit kontrollierter Blutdrucksenkung. Er benötigt darüber hinaus ein postoperatives Intensivbett mit Beatmungsplatz – und hochqualifiziertes Personal. Kommt die Entlastung zu spät, bleibt er lebenslang ein Wrack, oder er stirbt noch auf dem Weg in die Klinik.

In der chirurgischen Intensivstation des Krankenhauses Großhadern beispielsweise konnten Anfang 1992 nur 14 von 20 Intensivbetten genutzt werden – und das in einem Ballungsgebiet. Andernorts werden Intensivstationen sogar ganz geschlossen. Man müht sich um Besserung, doch das Kernproblem bleibt.

Was nutzt dem Herzpatienten das endlich freigegebene Spenderherz, wenn die Operation wegen Personalmangel verschoben werden muß, weil keine Pfleger da sind, die die schwierige postoperative Phase nach solchen Eingriffen überwachen können? Wartelisten mit den Namen von über hundert Kindern für Herzoperationen (wie Herzklappenfehler oder Scheidewandlöcher) und Wartezeiten von sieben bis zwölf Monaten sind keine Seltenheit.

Hier zeigt sich deutlich, wie irrwitzig die Übergewichtung und Fehlbewertung allein des technischen Fortschritts in der Medizin ist. Wenn ein Glied der perfekten Hilfskette ausfällt, und meistens ist es das menschliche – zur Zeit vor allem durch das Personalproblem –, dann sind unsere High-Tech-Kliniken und die vielbeschworene «beste Medizin der Welt» Muster ohne Wert, zynische Worthülsen. Der ganze apparative Aufwand bleibt dann ein Torso, und die vielgepriesene moderne Medizin führt sich selbst ad absurdum.

Als einmal vor Jahren, im Rahmen von Personaleinsparungen, auch die Patienten einer Intensivstation den faden Mikrowellenfraß der Großküchen bekommen sollten, war die «gute Seele» dieser Abteilung, die Küchenfrau, zutiefst empört. Was sollte nun werden aus all ihren «Schätzchen» und «Herzchen», wie sie ihre Patienten nannte, die sie bis dahin liebevoll bekocht und denen sie löffelweise die selbstgebraute Bouillon oder den Vanillepudding eingeträufelt hatte. Jedenfalls tobte sie vor Wut über diesen unmenschlichen Verwaltungsakt – «diese Schnapsidee» – von Bürokraten, die von den Bedürfnissen der Menschen «keine Ahnung» hätten, wie sie sagte. Und recht hatte sie.

Sie sann auf Rache: Mit der Rohrpost und einem freundlichen «Guten Appetit» wollte sie die erste Mikrowellenmahlzeit zurück an die Verwaltung schicken, an einem Freitagnachmittag. Die Post wäre erfahrungsgemäß vor Montag nicht geöffnet worden. Ob sie diese hinreißende Idee wirklich ausgeführt hat, kann ich nicht beschwören – aber es wäre die passende Antwort gewesen auf die zunehmende Entmenschlichung der Medizin. Ich hätte sie jedenfalls nicht davon abgehalten.

Gerade beim Personalproblem, das heute zum limitierenden Faktor allen ärztlichen Handelns in Praxis und Krankenhaus geworden ist, rächt sich die Schieflage im Sozialstatus der medizinischen Berufe – der Ärzte und Schwestern bzw. Pfleger –, die nur im Team erfolgreich arbeiten können. Die spezialisierten Medizintechniker sind etwas besser dran. Sie werden behandelt wie rohe Eier. Jeder Herzoperateur wird sich seinen Techniker für die Herz-Lungen-Maschine mit allerlei Zuwendungen bei Laune halten – ohne ihn ist er aufgeschmissen. Gute Leute sind rar und eigentlich unbezahlbar.

Während die Ärzte hierzulande gemeinsam mit ihren amerikanischen Kollegen an der Weltspitze der Einkommensskala stehen, belegen die deutschen Schwestern und Pfleger nur die 16. Stelle im Weltvergleich. Solche Mißstände in der Werteskala einer Gesellschaft rächen sich bitter. Die hochqualifizierte Arbeit der Intensivschwestern und -pfleger findet weder eine angemessene soziale noch eine geldwerte Anerkennung. Kein Wunder, daß es junge Menschen in Berufe drängt, wo sie mit weniger Aufwand mehr Geld verdienen können, etwa ins Bankgewerbe oder zu den Versicherungen.

Wenn wir eine echte Leistungsgesellschaft wären und nicht eine «Erfolgs»gesellschaft, die soziale Akzeptanz bewertet statt tatsächlich erbrachter Leistung, dann müßten die Angehörigen dieser Berufe zu den Großverdienern gehören – übrigens ebenso wie ein Hochofenarbeiter oder ein Fernbusfahrer.

Die Fehlgewichtungen beginnen in der Medizin bereits bei der Zulassung zum Studium. Nicht Eignung oder Neigung entscheidet, ob jemand Arzt werden kann oder nicht, sondern ein Notendurchschnitt, der nichts über die Qualifikation für den Medizinerberuf aussagt. Clevere Schüler wechseln noch kurz vor dem Abitur die Schule, wenn sie glauben, dort einen besseren Notendurchschnitt zu ergattern. Dazu wählen sie häufig Fächerkombinationen, die mit dem späteren Berufsziel nur wenig zu tun haben. Der Notendurchschnitt ist also eher ein Indiz für Anpassungsfähigkeit und nicht etwa für Leistungsfähigkeit.

Viele Einserkandidaten wählen heute das Medizinstudium nicht etwa, weil sie das Fach interessierte, sondern aus Prestigegründen. So eine Entwicklung bleibt nicht folgenlos. Der Numerus clausus, der so gar nichts über die menschlichen Qualitäten eines Studienbewerbers aussagt, obwohl gerade diese Qualitäten im ärztlichen Bereich so wichtig wären, hat letztlich dazu geführt, daß eine besondere Spezies Studenten derzeit die medizinischen Hochschulen bevölkert: Angepaßte, stromlinienförmige Einserkandidaten mit ausgeprägtem Standesdenken und einer oft bedenklichen pekuniären Orientierung bereits zu Studienbeginn.

Nur wenige mittelmäßige Schüler, die aus Neigung Arzt

werden wollen, haben das Geld und die Zeit für zermürbende Warteschleifen in anderen Fakultäten. Fatalerweise entscheiden heute Kriterien wie Kalkül und Berechnung über die Zulassung zu einem Beruf, der von Motivation und Engagement getragen sein müßte.

Das menschliche Format, das dieser Beruf – so wie ich ihn verstehe – verlangt, müßte bereits im Studium entwickelt und gefördert werden. Zeit, Zuwendung und die Kunst der behutsamen Gesprächsführung kommen aber in den Lehrplänen nicht vor; statt dessen werden die angehenden Ärzte in einer verschulten Ausbildung mit Detailinformationen überfrachtet. Die Kunst, aus all den Mosaiksteinen von Wissen ein ganzes Bild zu entwickeln, wird so gut wie gar nicht vermittelt und bleibt der Eigeninitiative überlassen und somit vielen versagt.

Auch der Umgang mit Endlichkeit, mit Sterben, mit der Begrenztheit der Medizin wird elegant ausgespart. Diese Erfahrungen reifen erst im Laufe der Arbeit am Patienten und treffen viele unvorbereitet.

Kühle Gefühle

Als Schutzmechanismus gegen das tägliche Elend, gegen die Desillusionierung haben besonders die Ärzte sprachliche Wälle errichtet. Die Verrohung der Sprache ist zwar ein Phänomen aller Streßberufe, doch der Medizinerstand hat es zu besonderen Blüten gebracht. Was zynisch klingt, ist oft nur eine Flucht in bizarre Komik. Nirgendwo sonst gibt es bösartigere Witze und gemeinere Bonmots.

Aus Erschrecken wird Routine, aus Trauer Verdrängung. Wer sich gut assimiliert, hat keine Probleme. Wer sich in «wissenschaftliche Nischen» flüchtet, auch nicht. Auch Aktionismus ist ein probates Mittel, quälende Gedanken zu vertreiben. Die Flucht in die metrische Medizin, die alles vermessen und bestimmen will, ist meines Erachtens nur eine Flucht aus der Erkenntnis, daß wir viel weniger wissen, als wir vorgeben. Die oft zu beobachtende Tatsache, daß Ärzte am liebsten unter sich verkehren, also in Kreisen, in denen man ihre Sprache spricht und über ihre Witze lachen kann, beweist doch nur, wie krampfhaft sie an ihrem Image festhalten. Irritationen dürfen nicht sein, die gesellschaftliche Reputation des großen «Wissers» gilt es zu verteidigen. Das Versagen ärztlicher Kunst wird selten zugegeben und, wenn überhaupt, nur unter Ausschluß der Öffentlichkeit diskutiert. Sie sehen sich als Monolithen in dieser Gesellschaft, und sie kultivieren dieses Image.

Dabei werden nach Möglichkeit Gefühle unterdrückt und erkennbare Regungen minimiert. Das angespannte Auftreten vieler Ärzte in der Öffentlichkeit hat seine Gründe. In keinem anderen Beruf wird soviel Wärme und Zärtlichkeit einerseits und soviel Kälte und Klarheit andererseits gefordert. Zuviel Gefühl zu zeigen ist problematisch, der Patient verlangt die andere Rolle, also verlagern sich immer mehr Ärzte auf die rationale Seite. Sie ist zudem zeitsparender und befreit von Selbstzweifeln.

In diese Lücke ist die alternative Medizin gestoßen; sie nimmt sich Zeit für ein Gespräch und setzt auf Zuwendung und Betreuung. Auch wenn man im einzelnen über manche Therapie trefflich streiten kann und sogar viele Gefährdungen von dubiosen alternativen Diagnostikern ausgehen, läßt sich nicht leugnen, daß sich dort viele Patienten zumindest besser aufgehoben fühlen. Darüber hat die Schulmedizin nachzudenken. Besonders wenn die schulmedizinischen Möglichkeiten erfolglos ausgereizt sind, zählt nur noch die Zuwendung, das Gespräch, die Betreuung. Und gerade dort sind Menschen gefordert, Ärzte und keine Mediziner.

Dieser Weg ist zweifellos aufreibender als die übliche «Gesundmacherei». Die Versorgung alter siecher Menschen zu Hause, in Normalkrankenhäusern oder auf Intensivstationen stellt Ärzte und Pflegepersonal täglich vor harte Belastungsproben. Wie sollen sie damit umgehen? Der Tod, das «Sich-Verabschieden», das bewußte «Gehen von dieser Erde» sollte doch ein Akt der Würde sein. So schreiben es zumindest die gesellschaftlichen Normen vor. Doch die Realität sieht leider anders aus. Warum muß «Sterben» heute auf Intensivstationen und in Altersheimen so elend sein, so würdelos? Trotz großer Bemühungen einzelner Schwestern und Pfleger, auch einzelner Ärzte, die sich noch zu einem Gespräch mit dem Patienten oder zu stummer Präsenz am Sterbebett einfinden: Das Tempo des Routinebetriebs walzt selbst zaghafte Ansätze nach kürzester Zeit nieder. Schwestern haben ihre Liste an Messungen und Spritzen zu absolvieren, Berge von Bürokratie zu bewältigen und nebenbei noch die Angehörigen zu betreuen. Da bleibt bei der jetzigen Personalstruktur zuwenig Zeit für den Patienten selbst. Man arbeitet zunehmend an ihm und nicht mehr mit ihm.

Wir perfektionieren zunehmend das Sterben, anstatt das Leben bis zum letzten Atemzug erträglich zu machen. Die «finale» palliative Medizin, also die Behandlung der letzten Stunden von Tumorpatienten, reduziert sich im wesentlichen auf die intravenöse Gabe von Flüssigkeit und Kalorien («Wasser und Brot») sowie vor allem auf die Linderung der oft unerträglichen Schmerzen durch Morphine oder ähnliches. Das «Hinwegdämmern»lassen über die unsäglichen Schmerzen bleibt oft das Letzte, was Ärzte und Schwestern für ihre Patienten tun können, und es bleibt auch die humanste ärztliche Hilfestellung in solchen medizinisch hoffnungslosen Fällen.

Dies scheinen nun endlich auch die Politiker begriffen zu

haben. Mit Wirkung vom 1. Januar 1993 ist das Betäubungsmittelgesetz auch formal erweitert worden. Dadurch wird den Ärzten der Umgang mit Betäubungsmitteln erleichtert. Neben Morphinen können jetzt auch Opiate und Methadon in höheren Dosen über längere Zeiträume verordnet werden. Tumorpatienten im Endstadium, die beispielsweise dauernd schmerzlindernde Therapie mit Buprenorphin – «Temgesic» oder «Fentanyl» – benötigen, werden dadurch unabhängiger von ständigen Arztbesuchen und können qua Rezept für mehrere Wochen versorgt werden. Wegen der Gefahren durch individuelle Überdosierungen bleibt ärztliche Überwachung dennoch nötig.

So groß auch der Aufwand ist, der mit mäßig Kranken in unserem Land betrieben wird, so zurückhaltend ist unsere Fürsorglichkeit bei unausweichlichem Siechtum. Man bekommt den Eindruck, als sei ein Sterbender nur so lange interessant, wie er Pharmazie konsumiert und diagnostisch durchforstet werden kann. Sobald diese «Marktfunktion» wegfällt, ist er nur noch Ballast. Sterben gehört nicht zu den Bildern unserer Zeit. Unsere Wohlstandsgesellschaft ist darauf nicht vorbereitet. Sterben stößt ab. Manchmal kann man den Tod wirklich riechen. Der süßlich schwere Geruch von faulendem nekrotisierendem Tumorgewebe durchströmt manches Sterbezimmer und hinterläßt eine bedrückende Ahnung. Der Tod wird immer noch als Kapitulation empfunden – vor allem von Medizinern. Die Konfrontation mit Endlichkeit und das Gefühl von Ohnmacht passen nicht in diese Gesellschaft der scheinbar unbegrenzten Möglichkeiten. Wo Computerchips und Biotechnologie das Denken bestimmen, wird Vergänglichkeit verdrängt. Sterben, das tun immer nur die anderen.

Als verlegene Reaktion darauf läßt sich auch die Flucht in den Aktionismus interpretieren: das Verabreichen von Pillen und Spritzen, das Anschließen an technische Gerätschaft wie EKG, EEG, Beatmungsmaschinen, Schläuche und Katheter und mancher Zauber mehr – nur um irgendwas zu tun. Der TOD – das endgültige Ereignis – ist dann letztlich nur die Nullinie auf dem vierfarbigen Monitor, die Stille der bis dahin wahrgenommenen Herzschläge, das Verstummen der piepsenden Technik.

Besonders auf Intensivstationen wird die Diskrepanz zwischen kühler Technik und menschlichem Elend deutlich: Unbarmherzig und gnadenlos pumpen Beatmungsmaschinen den Brustkorb des Patienten auf und nieder, selbst wenn der Hirntod längst eingetreten ist oder das Herz längst stillsteht. Ein gespenstisches Szenarium.

Die Dominanz der Technik springt dem Beobachter auf Intensivstationen überall ins Auge. «High-Tech», wohin man sieht, aber immer weniger Menschen. Oft fehlt «aus Kostengründen» die Schwester, die dem Sterbenden den Schweiß von der Stirn wischt. Denn Sterben ist anstrengend. Vor allem wenn man sich dagegen wehrt. Die Illusion der Allmächtigkeit moderner Technik macht den Menschen das Sterben noch schwerer. Ein wenig Bescheidenheit und Demut wäre angebrachter. Gelassen stirbt sich's leichter.

Vom Umgang mit der Wahrheit

Eine der schwierigsten Fragen im Umgang mit schwerkranken oder hoffnungslosen Fällen ist die Aufklärung des Patienten. Was muß der Patient wissen, was verträgt er? Wie hoch ist die Akzeptanz der Wahrheit, vor allem der unangenehmen «Wahrheit». Wer verträgt was, wann?

Ich habe immer versucht, es mit Ingeborg Bachmann zu halten: «Die Wahrheit ist den Menschen zumutbar». Behutsam, mit viel Einfühlungsvermögen und unter Einbeziehung seines sozialen Umfeldes. Das ist ein Stück Respekt.

Auch der todgeweihte Patient muß die Chance haben, seinen Krankheitsverlauf mitzugestalten und seiner Verantwortung, etwa für seine Familie, gerecht zu werden. «Das Regeln der Dinge» ist vielen Sterbenden ein Bedürfnis. So pragmatisch das an dieser Stelle klingt, es hat die Menschen, die ich beim Sterben begleitet habe, zentral bewegt. Es gehörte für viele zur abschließenden Lebensbilanz: das Haus bestellen. Ruhig und gelassen gehen zu können. In der altjüdischen Theologie gibt es dazu eine bemerkenswerte Stelle im Buch Mose. Über den Tod Abrahams heißt es da: «Alt und lebenssatt starb er.» Ruhig und gelassen, wenn es denn schon sein muß.

Grundsätzlich ist der Arzt verpflichtet, den Patienten aufzuklären. Interessanterweise gibt es aber auch ein «Recht auf Nichtwissen» des Patienten. So hat er ein juristisch verbrieftes Recht, auf seine Aufklärung zu verzichten, wenn er dies ausdrücklich wünscht.

Die Unterschiedlichkeit der Menschen, mit der man als Arzt zurechtkommen muß, dieses «Sich-Einstellen» auf Ängste und Empfindlichkeiten angeschlagener Wesen, die – mit Krankheit konfrontiert – so anders reagieren als im normalen Alltag, das macht den Beruf so schwierig. Er setzt Menschenkenntnis und Liebe voraus – zumindest so wie ich und viele andere Kollegen ihn verstehen.

Die moderne Medizin läßt diese Qualitäten aber immer mehr verkümmern zugunsten eines technokratisch-diagnostischen Medizinverständnisses. Aus Ärzten wurden Mediziner. Aus Lebensbegleitern werden Gesundheits- oder gar nur Organingenieure. Schade.

GESUNDE GESCHÄFTE

DAS TEURE GUT «GESUNDHEIT» oder WIRTSCHAFTSFAKTOR MEDIZIN

Hier, wo die Krankheiten so wohlfeil und
die Medizin so teuer ist.

Georg Christoph Lichtenberg (1742–1799)

Die Medizinbranche boomt, die Gesundheitskosten schießen ins Kraut: 304 Milliarden DM – in Ziffern: 304000000000 DM – gaben die Bundesbürger allein im Jahr 1990 für ihre Gesundheit aus. Das waren circa zehn Prozent des im selben Jahr erwirtschafteten Bruttosozialprodukts. Im Jahre 1970 betrugen die Gesundheitsausgaben noch 70,5 Milliarden; sie haben sich in 20 Jahren also mehr als vervierfacht.*

Sind wir deshalb gesünder geworden? Im Gegenteil! Wir werden älter – und «kränker». In den deutschen Krankenhäusern ist jeder dritte operierte Patient über 70 Jahre alt, und die Hälfte der Pflegetage entfällt auf Menschen über 60. Wir gehen insgesamt häufiger zum Arzt, werden öfter ins Krankenhaus eingewiesen, konsumieren jedes Jahr mehr Arznei und müssen öfter zur Kur.

Weltweit laufen den Industrienationen die Gesundheitskosten aus dem Ruder. Ob in den USA oder in Großbritannien, ob in Italien oder Holland, überall wird händeringend nach neuen kostenbegrenzenden Konzepten gesucht. Jeder hofft auf Bremsklötze gegen die Schußfahrt.

In Schweden wurde soeben der Wohlfahrtsstaat beerdigt; die

* Quelle: *Statistisches Bundesamt*, Fachbereich Gesundheit, XII.

allumfassende Staatsmedizin erwies sich als nicht mehr finanzierbar. Schwedens Haushaltsdefizit zwingt zu grundlegenden Eingriffen in das Sozialstaatssystem. Zwei Drittel der Einsparungen sollen am sozialen Netz erfolgen. Das Rentenalter wird auf 66 Jahre erhöht. Arzt, Krankenhausbehandlung und Arzneimittel, die bislang – bis auf symbolische Gebühren – über Steuern finanziert wurden, werden ganz aus der staatlichen Verantwortung ausgegliedert. Lohnfortzahlungen im Krankheitsfall sollen in Zukunft erst am zweiten Tag einsetzen und nur noch 75 Prozent des Lohnes ausmachen. Bis 1995 soll eine gesetzliche Kranken- und Unfallversicherung die Staatsmedizin ersetzt haben.

Explodierende Gesundheitskosten sind nicht nur im Sozialstaat Schweden ein Problem. Bis zur Jahrtausendwende rechnen Medizinökonomen in den USA mit einem Anstieg der Gesundheitsausgaben am Bruttosozialprodukt auf 17 Prozent von derzeit etwa 12 Prozent. Das wäre mehr als dreimal soviel, wie die USA heute für Verteidigung aufwenden.*

Die Krankenversorgung verschlang in den USA Anfang der neunziger Jahre circa 670 Milliarden Dollar jährlich, also etwa 1,2 Billionen DM im Jahr – mit steigender Tendenz. Und das, obwohl 37 Millionen US-Bürger keinerlei Versicherungsschutz genießen und weitere 60 Millionen gravierend unterversichert sind.

Selbst bei dem bescheidenen Standard des staatlichen britischen Gesundheitssystems opfern die Briten noch sechs Prozent des Bruttosozialprodukts für ihre Gesundheit. Der apparative und personelle Versorgungsnotstand im NHS – im National Health Service – erregte öffentliches Aufsehen, als nicht nur die *Sunday Times*, sondern auch Labourabgeordnete die unhaltbaren Zustände massiv kritisierten. Neben der staatlichen Me-

* Quelle: *Wirtschaftswoche* Nr. 4 vom 17. 1. 1992.

dizin hatte sich ein florierender Privatmarkt etabliert. Wer nicht zahlen kann, muß warten.

Mit unseren Gesundheitsausgaben liegen wir Deutschen im Spitzenfeld. Bei den Pro-Kopf-Ausgaben belegten wir 1990 den dritten Platz nach den mit Abstand führenden USA und hinter Frankreich, das in etwa unsere Größenordnung aufweist. Japan und Großbritannien folgen auf Platz vier und fünf. Allerdings lassen sich die Versicherungssysteme kaum miteinander vergleichen. Bei uns in Deutschland sind immerhin etwa 90 Prozent der Gesamtbevölkerung in einer der 1235 verschiedenen gesetzlichen Krankenkassen versichert. Doch die eingezahlten Beiträge decken schon lange nicht mehr die Ausgaben. Riesen-Defizite türmen sich auf.

Diejenigen jedoch, die an «Gesundheit» verdienen, lassen sich dadurch wenig stören. Sie setzten jahrelang auf Zuwachs, mit allen Mitteln. Das gilt für die Pharmaindustrie ebenso wie für die Ärzte, die trotz aller Sparaufrufe der Politik weiterhin kräftig verschrieben und verordneten. Obgleich sie ständig betonen, daß sich die ärztlichen Honorare nur entsprechend der Grundlöhne miterhöht hätten, darf das nicht darüber hinwegtäuschen, daß mittlerweile jeder Arzt das Vier- bis Fünffache seines Honorars an Folgeleistungen verursacht. Das ist der entscheidende Faktor, hier werden Kosten produziert auch außerhalb der Praxen: durch Einweisungen ins Krankenhaus oder durch Krankschreibungen, durch genehmigte Kuren oder andere verordnete Leistungen. Und für die entstehenden Kosten müssen dann die Kassen und die Arbeitgeber (qua Lohnfortzahlung und Arbeitsausfälle) aufkommen.

Todsichere Anlagen

Die Sparte Medizintechnik und der Pharmabereich sind in Deutschland kerngesund. Umsatzsteigerungen von 30 bis über 50 Prozent pro Jahr wurden im Herbst 1992 in Einzelfällen stolz in den Börsenblättern vermeldet. Besonders mittelständische Unternehmen mit Spezialisierung auf Trendprodukte wie «minimal invasive» Operationstechnik und Diagnostik oder intensivmedizinische Gerätschaften finden auf dem Markt reißenden Absatz. Und zwar im In- und Ausland. Manche Firmen, die noch vor Jahren Schrauben oder Industrietechnik hergestellt haben, sattelten schleunigst auf höchstprofitable künstliche Hüftprothesen um.

Auch der Pharmaindustrie ging es 1992 noch glänzend. Nicht nur die Schweizer Chemiegiganten Sandoz, Ciba Geigy und die Hoffmann-La Roche AG strotzten vor Gesundheit. Mit ihren Anti-Abstoßungspräparaten für die Transplantationschirurgie (Sandimmun), mit Rheumamitteln (Voltaren) oder Schlaf- und Aknemitteln (Dormicum und Roaccutane) fuhren sie kräftige Gewinne ein. Den deutschen Pharmagiganten ging es nicht anders. Diejenigen Chemiekonzerne, die ihre Produktion rechtzeitig von Dünger- und Holzschutzmitteln auf den Pharmabereich umgestellt hatten, lagen voll im Trend. Ansonsten steht die chemische Industrie vor schweren Zeiten.

Der Pharmamarkt bleibt weltweit auf Wachstumskurs. Bei 271 Milliarden DM Umsatz pro Jahr hat die Branche keinen Grund zur Klage. Und das ist noch längst nicht das Ende: Nach Schätzungen der Vereinten Nationen wird sich die Weltbevölkerung bis zum Jahre 2050 auf 11 Milliarden Menschen verdoppeln. Ein Drama für den Planeten, rosige Aussichten für den weltweit operierenden Pharmamarkt. Mehr Menschen, das bedeutet bei verbesserter Diagnostik (und die wird stets mitexportiert) auch mehr Krankheiten, die immer früher erkannt werden und behandelt werden wollen. So bleibt die Produktionsmaschinerie in Gang. Aber nicht nur die Bevölkerungszahl insgesamt steigt; vor allem der Anteil der über 60jährigen – und die konsumieren in den Industrieländern den überwiegenden Teil der Medikamentenflut – wird sich in etwa 40 Jahren verdoppelt haben. Schon heute verbrauchen die über 60jährigen mehr als die Hälfte aller Medikamente.

An der Medikamenteninflation wird sich auch in Zukunft nichts ändern, trotz aller angekündigten Sparmaßnahmen, solange sich in den Köpfen der Patienten nichts bewegt. Besonders die Alten werden immer mehr Medizin einehmen – selbst dann, wenn sie ein Präparat aus der eigenen Tasche bezahlen müssen. Und sie werden all die Pillen, Pulver und Tropfen immer länger einnehmen, denn der größte Teil dieser Therapie ist auf Dauermedikation angelegt.

Einmal krank – immer krank. Dieser Satz gilt zumindest für die Alterstherapie. Gesundheit ohne Pillen scheint gar nicht mehr vorgesehen zu sein, und wer keine «therapeutischen» Mittel gegen Krankheiten braucht, nimmt welche für seine Gesundheit, und seien es Ginseng oder Vitamintabletten. Bei den Dauermedikamenten wird im Laufe der Behandlungsjahre höchstens mit der Dosis oder mit Konkurrenzpräparaten variiert und experimentiert. Abgesetzt wird so gut wie nie. Herzpillen und durchblutungsfördernde Infusionen, Rheumaspritzen und Venensalben sind die treuen Begleiter im Alter, «bis daß der Tod sie scheidet». Haushaltsauflösungen bei verstorbenen alten Menschen fördern häufig ganze Arsenale an Pharmazie zu Tage. Man wundert sich oft, daß sie das alles so lange überlebt haben.

«Manchmal fragt man sich, wie gesund unsere Versicherten eigentlich sind, wenn sie all die verordneten Medikamente vertragen», gab Rolf Stuppard vom Bundesverband der Innungskrankenkassen zum besten. Der Mann hat nicht nur Humor, er hat auch recht.

Bei 304 Milliarden DM pro Jahr allein in Deutschland ist gesunde Skepsis an der Notwendigkeit dieser Ausgaben gestattet. Sind wir denn wirklich so «krank»? Geht es wirklich noch um die ursächliche Behandlung von Leiden, oder verstehen wir Gesundheit nicht längst als konsumierbare Dienstleistung? Als teuren Traum, den wir uns etwas kosten lassen? Dieser Gesundheitstraum wird für unsere Sozialversicherungen zum Gesundheitstrauma.

Markt der Illusionen

Zu allen Zeiten neigten die Menschen dazu, für Illusionen Geld in den Hut des Gauklers zu werfen. Je perfekter die Illusion war, desto mehr waren sie bereit, dafür zu berappen, und amüsierten sich hinterher noch köstlich über die gelungene Täuschung des großen Illusionisten. Vieles in der Medizin heute erinnert an einen Riesenjahrmarkt: mit Marktschreiern, Glitzerwerk und Vernebelungen. Und mit einem Publikum, das sich nur allzugern verzaubern läßt und jedesmal beglückt staunt, wenn der Magier schließlich das weiße Karnickel aus dem Zylinder holt, wohl wissend, daß es ein Trick ist.

Doch auch leere Taschen und ein Katzenjammer am nächsten Tag hindern sie nicht daran, solche Vorstellungen immer wieder aufs neue zu genießen. Der kleine Unterschied zur Medizin besteht nur darin, daß die Patienten die Kosten in der Regel nicht bar bezahlen, sondern daß sie als Beitragszahler einer Solidarkasse jede Vorstellung besuchen wollen und der Meinung sind, sie hätten Freikarten für den ganzen Rummel.

Der Medizin(jahr)markt ist bunt und hat zahlreiche Buden: Buden für Diagnostik, Durchleuchtung und Messungen («Hau den Lukas»), Buden für Pillen und Salben (Zuckerwatte und gebrannte Mandeln), Buden für Kuren und Jungbrunnen. Wie bei der Kirmes kann einem nach übermäßigem (und überflüssigem) Genuß von Karussell und Achterbahn hinterher speiübel und elend werden. Wer Medizin (Diagnostik und Therapie) je im Übermaß konsumiert hat, weiß, was ich mit diesem bildhaften Vergleich meine.

Gerade alte Menschen nehmen ihre Pillen wie ihr täglich Brot, mit der Präzision eines Uhrwerks und mit tiefer Gläubigkeit. Für die Pharmazie ist diese Bevölkerungsgruppe eine besonders dankbare Klientel. Entsprechend heiß wird der Markt der Geriatrika (der Altersmedikamente) umworben. Mit deutscher Gründlichkeit schlucken die deutschen Seniorenpatienten ihre Medikamente.

In Amerika zum Beispiel ist das anders: Mehr als die Hälfte der über 65jährigen Patienten in den USA halten sich nicht an ärztliche Anordnungen. Als Hauptgrund wird Skepsis gegenüber den gefürchteten Nebenwirkungen angegeben. Knapp ein Viertel vergißt die Pillen einfach. Weltmeister bei den Medikamentenverschreibungen sind übrigens die Franzosen, gefolgt von den Italienern. Die Japaner halten sich sehr zurück.*

Besonders bei Schlafstörungen erfolgt bei uns der Griff zur Pille fast reflektorisch. Fast jeder dritte Erwachsene leidet an Schlafstörungen. «Insomnie» nennt das der Fachmann. Viele von ihnen verbringen – auf der Suche nach Schlaf – mehr Zeit im Bett, als es ihnen guttut. Der Tagesrhythmus gerät vollständig aus den Fugen. Sie werden nie müde und nicht richtig wach, sind nie ausgeschlafen und nie rechtschaffen erschöpft. Doch auch der Griff zur Pille kann diese Störung langfristig nicht beheben, sondern führt lediglich zu immer höheren Dosen. So entstehen Süchte.

Gegen Schlafstörungen gibt es jetzt etwas «Neues»: Die

* Quelle: *Wirtschaftswoche* Nr. 4 vom 1. 1. 1992.

«Schlafrestriktionstherapie» – ein komplizierter Name für einen gewöhnlichen und in früheren Zeiten gänzlich normalen Vorgang. Wer angibt, er könne nachts nur viereinhalb Stunden schlafen, wird beim Wort genommen: Er darf erst um 2 Uhr 30 ins Bett und muß um 7 Uhr aus den Federn. Mit diesem Trick versuchen die behandelnden Therapeuten durch bewußten Schlafentzug das Schlafbedürfnis des Patienten zu wecken. Bei einem Bauern oder Arbeiter vor 100 Jahren ergab sich dieses Problem von selbst. Er mußte früh raus und war abends müde von der Arbeit. Der «innere Countdown», das Wissen um die wenigen Stunden Schlaf, die ihm zur Erholung blieben, ließen ihn in einen genußvollen Tiefschlaf fallen.

Das Tohuwabohu der Beliebigkeitsmedizin

Mit untauglichen Mitteln versucht die Politik dem heillosen Treiben einen Riegel vorzuschieben. Doch wo kein ernsthafter Wille ist, ist natürlich auch kein Weg. Denn welcher Politiker wird schon wagen, einer der wenigen Branchen mit verläßlichen Zuwachsraten wie der Pharmaindustrie ernsthaft das Wasser abzugraben. Im Gesundheitssektor, wo circa 10 Prozent des Bruttosozialprodukts bewegt werden, will man keine Einbrüche.

Mit Zuzahlungen und «Positivlisten», die alle als wirksam eingestuften Präparate enthalten, für welche die Kassen aufzukommen bereit sind, soll versucht werden, dem wahllosen Pillenkonsum beizukommen. Die unerwartete Zustimmung der Ärzte zu «Positivlisten» muß allerdings unter dem Aspekt gesehen werden, daß die Kassenärzte im Vorfeld von Seehofers neuen Gesetzen hofften, dem ebenfalls angedrohten Honorarabschlag, den der Minister als wirksames Drohmittel gegen die

Zuvielverordnung in die Diskussion gebracht hatte, durch ein «Bauernopfer» entgehen zu können. Jetzt bekommen sie beides, die Listen und einen Honorarabschlag bei Zuvielverordnung.

So sinnvoll «Positivlisten» zur Schadensbegrenzung für den Patienten sind, so bedenklich sind ihre Wirkung auf die gesamte Pharmabranche. Sie begünstigen die großen Megakonzerne und machen sie noch stärker. Sie werden mit ihren «pressure groups» ihren Einfluß schon geltend machen, wenn es um die Erstellung solcher Listen geht. Die Großen bauen dann ihr Monopol weiter aus, während kleine Firmen den Preiskampf nicht überleben werden.

Vor allem wird der «run» auf die Palette von rezeptfreien Präparaten losgehen. Sie unterliegen dieser Positivliste nicht. Gekauft wird, was gefällt. Und wofür ordentlich Werbung gemacht wird. Viele Apotheker bauen deshalb ihre Läden vorsorglich zu Gesundheitsmärkten aus. Die Hersteller von OTC-(Over-the-Counter)-Medikamenten haben Konjunktur. Gesundheit als Konsumartikel ist schon heute ein Renner, völlig unabhängig von medizinischen Notwendigkeiten. Die Werbung wird dabei immer wichtiger, denn der künstliche Bedarf will ja erst geweckt werden.

Heim-Testprodukte (Diagnostika) wie Zuckertests oder Schwangerschaftstests, digitale Blutdruckmeßgeräte für den Heimgebrauch und vielerlei medizinisches Utensil mehr werden die Statussymbole der Zukunft, neben dem weiter ausbaubaren Fitnessbereich. Hier schlummern noch unentdeckte Märkte. Hier läßt sich dem Kunden noch mancher Geldschein aus der Tasche ziehen. «Doktor spielen», das wollten doch alle schon als Kinder.

Doch auch das perfekteste Heimsprechzimmer wird den Gang zum Arzt, die Kontrolle durch die Autoritätsperson «Arzt» nicht etwa ersetzen. Hier wird eher nach dem Grundsatz verfahren: Doppelt gemoppelt hält besser. Die Branche jubelt. Bis jeder sein Arsenal an Heimgesundheitstechnik im Hobbykeller (im Hobbydiagnosezimmer) hat, vergehen noch Jahre ungebremsten Wachstums. Denn «Gesundheit ist der Menschen höchstes Gut», man muß ihnen nur vorgaukeln, daß dieses Gut auch käuflich ist.

Die Suggestionskraft des Arztes

Schon ein Vorgänger von Gesundheitsminister Seehofer, Norbert Blüm, hatte zumindest eines richtig erkannt: Der Schlüssel für die Kostenreduzierung bei Medikamenten und Verordnungen liegt beim Arzt. Doch die Honorarrichtlinien und Abrechnungsmechanismen zwischen Ärzten und Krankenkassen, die die kassenärztlichen Vertreter mit den Kassen – und mit Billigung der Politik – erarbeitet haben, standen jedem vernünftigen und sparsamen ärztlichen Handeln im Wege. Jeder Handgriff, jede Einzelmaßnahme wurde honoriert; erst mit den Jahren wurden einzelne, begrenzende Riegel (Deckelungen) vorgeschoben.

Der Arzt beurteilt die Situation des Patienten, er rät zu einer Therapie, einer Kur, einem Krankenhausaufenthalt oder einem Rentenantrag. Das kann er mehr oder weniger großzügig handhaben. Er schreibt krank, er veranlaßt weitere Untersuchungen oder verweist an andere Fachärzte. Wenn er mit der ganzen Autorität des weißen Kittels dem Patienten ein Präparat vorschlägt – auch wenn es nicht auf der «Positivliste» steht oder extrem teuer ist –, wird der verängstigte Patient es kaufen, auch wenn er es nicht aus Kassenmitteln erstattet bekommt; notfalls aus dem Privatportemonnaie.

Wenn Ärzte den Zuzahlungen zu Arznei und Hilfsmitteln sowie den Selbstbeteiligungen bei Krankenhausaufenthalten zustimmen und sich nicht vehement für eine Finanzierung des

«Notwendigen» und Sinnvollen ausschließlich aus dem Beitragsvolumen einsetzen, dann kommen sie ihrer Verantwortung für die Patienten nicht nach. Daß selbst die oppositionelle SPD dieser Flucht aus der politischen Verantwortung zustimmt, bleibt mir unverständlich und zeugt von der allgemeinen politischen Feigheit, unbequeme Entscheidungen zu treffen und Verantwortung zu übernehmen. Denn die Reduzierungen der heutigen Beliebigkeitsmedizin müßten den Wählern gegenüber ja auch vertreten werden. Daß Politiker sich davor drücken, ist traurig genug; um so mehr hätten die Ärzte die Verpflichtung, mit ihrer Fachkenntnis und Erfahrung sinnvolle kostenbegrenzende Maßnahmen einzuleiten. Statt dessen haben sich die Standesfürsten in Kammer und Kassenärztlicher Vereinigung mit Hinweis auf den kostspieligen «Fortschritt» der Medizin immer vor der Verantwortung gedrückt, langfristig die notwendige Basisversorgung aus dem Beitragsvolumen zu sichern. Der Vertreter der Kassenärzte berief sich stets nur auf die Honorarentwicklung seiner Klientel, die sich im Rahmen der Grundlohnsummenanstiege entwickelt hatte, wenn er eine Kostenexplosion schlicht negierte, und unterschlug dabei geflissentlich die rasante Kostenentwicklung im Gesamtsystem, die durch verordnende und verschreibende Ärzte in Gang gesetzt wurde. Der einzelne Arzt hat es in der Hand, eine Maximaldiagnostik und -therapie zu betreiben oder Vernunft walten zu lassen.

Nur der Arzt, nicht aber der Patient ist in der Lage, die Notwendigkeit einer ärztlichen Maßnahme oder gar einer Krankenhauseinweisung einzuschätzen. Der Patient vertraut seinem Arzt. Er muß ihm vertrauen können. Wenn der Arzt aber als Kleinunternehmer – und so muß man ihn unter wirtschaftlichen Aspekten heute sehen – auf Auslastung von Geräten oder Betten achten muß, wage ich die strikte Neutralität seiner Anordnungen zu bezweifeln.

Solche Entwicklungen sind fatal und einer der wesentlichen

Strukturfehler unseres jetzigen Gesundheitssystems. Mißbrauch ist naheliegend. Entweder ist eine Verordnung oder Maßnahme notwendig und zwingend, dann muß sie aus dem Leistungskatalog der Solidarkasse bezahlt werden – und zwar ohne Zuzahlung –, oder sie ist fragwürdig, dann sollte sich der Arzt überlegen, ob er sie überhaupt anwendet.

Die Crux des Gesundheitswesens ist die enge ökonomische Verzahnung des von Hans Biermann beschriebenen medizinisch-industriellen Komplexes (MIK)* (dazu gehören alle Leistungsanbieter wie Pharma- und Geräteindustrie, Ärzte, Zahnärzte, Apotheker, diverse andere Heilberufe und Krankenhäuser). Im Verbund mit dem medizinisch-administrativen Komplex (MAK), also den diversen Kassen und Kostenträgern, wird die Volksgesundheit von wahren Kraken geradezu ferngesteuert. Der einzelne Patient befindet sich unvermittelt innerhalb eines Systems, in dem sämtliche Vorgänge fast automatisch ablaufen und aus dem es ohne massiven Widerstand kaum ein Entrinnen gibt. Nur ein klares, entschiedenes «Nein» des Patienten (Konsumenten) und der Mut zu einem Stück Eigenverantwortung würde dem munteren Treiben Einhalt gebieten.

Daß jede einzelne der «Dienstleistungs»sparten bei kostendämpfenden Maßnahmen in Verarmungsarien ausbricht, ist ein Hohn. Bislang haben die Leistungsanbieter im Pharma- und Gerätebereich sowie die Ärzte, Zahnärzte und Techniker immer noch überdurchschnittlich verdient.

Wo Milliarden umgesetzt werden, sind Lobbyisten und «pressure groups» rund um die Uhr tätig und wittern fette Beute. Warum sollte das bei der Goldgrube des medizinisch-industriellen Komplexes anders sein als bei den Waffenprodu-

* Hans Biermann: *Die Gesundheitsfalle. Der medizinisch-industrielle Komplex*, Hamburg 1992.

zenten. Man darf also getrost davon ausgehen, daß sich rund um den Gesundheitsmarkt längst eine schlagkräftige einflußreiche Lobby entwickelt hat, die den Kurs der Gesundheitspolitik um jeden Preis auf «Wachstum» hält – allen offiziell angemahnten Sparzwängen zum Trotz.

Wenn man bedenkt, daß große Konzerne wie *General Electrics* oder *Siemens*, zwei der großen Anbieter von Computertomographen und Kernspinanlagen, auch im militärischen Bereich tätig sind, *General Electrics* sogar lange mit einer Tochterfirma an der Herstellung von Nuklearsprengköpfen beteiligt war, kann man ahnen, mit welchen harten Bandagen sie sich am Markt behaupten können.

Wer sich, wie *Siemens*, massiv im umstrittenen Anlagenbau von Kernkraftwerken tummelt, der weiß aus langjähriger Erfahrung, wie man Überzeugungsarbeit leistet und Kritiker in die Schranken verweist. Die PR-Abteilungen und Vertriebe dieser Konzerne sind geübt, mit großer Man- und Materialpower für den Absatz ihrer Produkte zu sorgen. Warum sollte diese Rechnung bei ihrer medizinischen Produktpalette nicht auch aufgehen?

Angebot schafft Nachfrage: Im Gesundheitssystem stimmt dieser Satz uneingeschränkt. Man muß die Bedürfnisse nur wecken. Wenn dabei mit Ängsten operiert wird, was gerade im Gesundheitsbereich nicht allzu schwerfallen dürfte, wird das keineswegs als unseriös empfunden, sondern als normale psychologische Verkaufsstrategie. Erleichternd kommt für die Marketingprofis hinzu, daß ihre Verhandlungspartner auf Verbandsebene oder in der Kommunalpolitik oft ziemlich unbedarfte, arglose Gesellen sind, die sich nur allzugern unter der Flagge des «medizinischen Fortschritts» den größten Unsinn andrehen lassen. Welcher Kommunalpolitiker stellt sich nicht gern zum Pressefoto neben den neu erworbenen Kernspintomographen für sein Kreiskrankenhaus? Er dokumentiert damit

Fürsorglichkeit für seine Wählerklientel und wähnt sich auf der Seite des «Fortschritts». Daß aber eigentlich viel dringender Schwestern und Pfleger für sein Krankenhaus eingestellt werden müßten, um den notwendigen Betrieb aufrechtzuerhalten und die Sicherheit der Patienten zu gewährleisten, scheint ihm zweitrangig. Das Pressefoto neben dem Krankenhausdirektor und dem örtlichen Kassenvertreter vor dem High-Tech-Gerät schmeichelt seiner Eitelkeit und entspricht seinem schlichten Verständnis von Notwendigkeiten. Also bleiben die zehn Schwestern, die man zehn Jahre lang für den Preis eines solchen Gerätes einstellen könnte, ein weiterer Posten in der Sollplanung.

Weitere Beispiele einer derartigen Fassadenpolitik lassen sich seit kurzem in einigen Bahnhöfen und Bundesbahndepots besichtigen. Für rund hundert Millionen Mark wurden jüngst – auf Drängen der Innenministerkonferenz der Länder und der Berufsfeuerwehren – Spezialzüge für Eisenbahnkatastrophen angeschafft. Jeder dieser Züge, die vor allem für den Einsatz in Tunneln und Unterführungen konzipiert sind, besteht aus einem Geräte-, Löschmittel-, Sanitäts- und zwei Transportwagen. Der gasgeschützte Sanitätswagen kann bis zu drei Stunden in vergifteter Umgebung bleiben und enthält eine Personenschleuse, zwei Intensivbehandlungsplätze und einen Versorgungsraum mit achtzehn Liegen. Der kleine Schönheitsfehler dieses «High-Tech-Sicherheitskonzeptes», um das uns die europäischen Nachbarn zweifellos beneiden, besteht nun allerdings darin, daß völlig ungeklärt ist, wer die qualifizierte «Besatzung» (Pflegepersonal und Notärzte) für die Sanitätswagen bereitstellen und bezahlen soll. Die Rettungszüge sind deshalb bislang noch nicht einsatzfähig. Das ist aber halb so schlimm, weil sich eigentlich auch gar kein Bedarf für diese Züge ausmachen läßt. Nach eigenen Hochrechnungen der Bundesbahn ist die Wahrscheinlichkeit einer Tunnelkatastrophe höchst gering: Die Bahnmathematiker rechnen mit einem Unfall in 4000 Jahren.

Gegenüber der Politik wird von seiten der Industrie hoch gepokert. Man droht mit Firmenschließungen und Verlagerung der Produktion. Bei sinkenden Umsätzen und steigenden Lohnkosten steht ständig das Gespenst der Arbeitslosigkeit im Raum. Manche machen auch Ernst: Der Medizintechnikbereich von *Siemens* baut Arbeitsplätze in Deutschland ab und produziert ab 1993 etwa 60 Computertomographen pro Jahr im weniger lohnintensiven China. Mit der chinesischen Firma SMEW (*Shanghai Medical Equipment Works*) hat der Medizintechnikbereich der *Siemens AG* Berlin / München ein Gemeinschaftsunternehmen gegründet. Von China aus sollen die asiatischen Märkte erobert werden.

Die Politik gerät, wie so oft, in die Klemme: Man will die Volksgesundheit und muß gleichzeitig den Gesundheitsmarkt auf Wachstumskurs halten. Zum Glück gibt es da auch noch den Export. Pharmaprodukte «made in Germany» genießen Weltruhm. Die neuen Absatzmärkte Ost (Ex-DDR, GUS-Staaten etc.) und die sogenannte dritte Welt wollen auch versorgt werden und bieten gute Absatzchancen. Der Bedarf ist groß, der Standard der medizinischen Versorgung schlecht. Nur die Finanzierung ist noch nicht gesichert. Rubel will niemand haben, und der Export wertvoller Rohstoffe als Gegengeschäft scheitert noch an der Logistik. Einiges läßt sich über humanitäre Institutionen finanzieren, manches über Entwicklungshilfe (im technischen Bereich).

Besonders deutlich wird das Problem der Finanzierung bei der AIDS-Behandlung etwa mit *Retrovir*, *Videx* oder *Hivid* – jenen Präparaten, mit denen man in den Wohlstandsländern versucht, der Krankheit beizukommen. In Regionen mit der größten AIDS-Verbreitung, also in den unterentwickelten Ländern Afrikas, Südamerikas oder Asiens, bleibt solche Medizin für den betroffenen einzelnen wie auch für den Staat unerschwinglich. Als caritativer Verein versteht sich die Pharmaindustrie aber natürlich nicht. Also richtet sie ihr ganzes Interesse auf die Entwicklung eines Impfstoffes, der im Vorfeld schützen könnte. Sollte es ihn je geben (noch ist er nicht in Sicht), müßte er der finanzschwachen «dritten Welt» von den reichen finanzstarken Industrieländern sozusagen prophylaktisch und aus Selbstschutz zur Verfügung gestellt und wohl auch bezahlt werden. Kein Pharmakonzern läßt sich diesen Zukunftsmarkt entgehen. So erklärt sich die Tatsache, daß alle großen Produzenten die Finger in der Entwicklung eines solchen Impfstoffes behalten wollen.

Das große Verwirrspiel

Das Ineinandergreifen verschiedener medizinischer und sozialer Leistungen macht die Beurteilung und die Prognosen von Kostenentwicklungen sehr schwierig.

Nicht nur zwischen der zwingend notwendigen Diagnostik und Behandlung bestehender Krankheiten einerseits und der begleitenden Therapie ohne gesicherten Wirksamkeitsnachweis andererseits muß strikt getrennt werden; auch die möglichen Einsparungen der rein vorsorgenden Präventivmedizin müssen auf ihren Realitätsbezug überprüft werden. Nur mit einer sauberen Differenzierung ließe sich eine ernsthafte Kostenanalyse und Kostenprognose des überbordenden Gesundheitssystems überhaupt durchführen. Zur Zeit gehen alle Gesundheitsleistungen in ein unentwirrbares Knäuel von Notwendigkeiten und Beliebigkeiten ein.

Doch an Klarheit scheint niemand ernsthaft interessiert zu sein, vor allem nicht die Leistungsanbieter (Ärzte, Apotheker,

Pharmaindustrie). Alle Versuche in diese Richtung blieben Absichtserklärungen. Aus nachvollziehbaren Gründen: garantiert doch die Vernebelung der Notwendigkeiten den Fortbestand des Status quo.

Also werden unter dem Signum des «Modernen», «Fortschrittlichen» immer neue Varianten des Alten auf den Markt geschmissen, um den Umsatz anzukurbeln. Wieviel Innovationswert wirklich dahintersteht, entzieht sich der Urteilsfähigkeit des Patienten. Ihn beeindruckt alles «Neue», vor allem, wenn es ihm hochglanzpoliert präsentiert wird. Sein Glaube an die echte und endgültige Lösung seiner Probleme, also an die «Heilung» schlechthin, wird somit immer weiter geschürt.

Die graphische Darstellung eines Problems (einer Fistel oder eines Tumors) auf einem bunten Foto ist zwar eindrucksvoll, aber noch nicht die Lösung. Die exakte Lagebeschreibung eines Aneurysmas oder Tumors vor einem chirurgischen Eingriff ist unbestritten hilfreich und erstrebenswert; aber bei einem wegen seiner Lage oder seiner Größe inoperablen Tumor am schwer zugänglichen und gefährdeten Hirnstamm folgt auch ihr nur ein ohnmächtiges Achselzucken des Operateurs. In diesem Fall nutzt dann auch das schönste Foto nichts. Kein Operateur der Welt wird sich daran wagen, ohne das Leben des Patienten zu riskieren. Einen «exitus in tabula», den Tod auf dem OP-Tisch, will kein Operateur.

Medizinischer Fortschritt ist wichtig, und technische Entwicklungen sollen gefördert werden. Allerdings müssen die damit oft verknüpften Allmachtsphantasien endlich unterbleiben. Die Schwachstelle «Mensch», inklusive «menschlichem oder auch technischem Versagen», bleibt bestehen und wird sich niemals gänzlich ausschließen lassen.

Jahrelang habe ich in der Klinik junge Kollegen praktisch ausgebildet. Sie kamen auf dem Zenit ihres theoretischen Wissens von den Universitäten und waren besonders im Herz-OP fasziniert von der blinkenden, blitzenden Technik – dort sieht es nämlich aus wie im Cockpit eines Jumbo-Jets. Dieser Faszination drohten sie stets zu erliegen. Den Blick auf den Menschen, das kleine Subjekt unter den grünen OP-Tüchern, mußte man ihnen erst wieder beibringen.

Ich kann mich an eine Situation erinnern, als durch eine technisch fehlerhafte Registrierung der Herzfrequenz am Monitor fälschlicherweise die doppelte Anzahl der tatsächlichen Herzschläge (160 statt 80) angezeigt wurde. Ein Blick auf den Patienten, ein Griff mit der Hand an die Halsschlagader, an der man den Puls problemlos tasten und mit der Armbanduhr auszählen kann, hätte den Irrtum sofort aufgeklärt. Doch die jungen technikfaszinierten Kollegen registrierten lediglich die digital angezeigte Frequenz von 160 Schlägen am Monitor und griffen reflektorisch zur Ampulle mit dem frequenzsenkenden Mittel. Hätten sie es unkontrolliert gespritzt, wäre der Patient in eine lebensbedrohliche Situation geraten. Eine fatale Schraube aus Reaktion und Gegenreaktion hätte sich aufgeschaukelt, an der er letztlich hätte versterben können.

Ohne Grund, ohne Sinn, ohne Zweck. Ich erzähle dieses Beispiel, weil es so einfach schildert, wie verhängnisvoll die isolierte Ausrichtung auf Technik werden kann, wenn dabei das Handwerk vernachlässigt wird. Wenn der High-Tech-Glauben den normalen Menschenverstand und die normalen ärztlichen Reflexe verdrängt, wird es für den Patienten gefährlich. Das wachsame Auge des Arztes, seine Sinne, seine eigene Urteilskraft sind viel wichtiger als alles andere. Und je erfahrener ein Arzt ist, um so weniger Technik benötigt er.

Wir haben uns früher oft getestet und geschätzte Daten mit gemessenen verglichen. Das Fazit: Alte Intensiv-Hasen unter den Ärzten konnten beispielsweise die Sauerstoffsättigung des venösen Herzkatheterblutes recht genau an der Farbe schätzen. Mit einem Blick auf den Patienten, auf seine Fingernägel, auf die Haut oder auf zwei Kubikmilliliter Blut aus dem Katheter erkannten sie, wie es um seine Durchblutung und Sauerstoffzufuhr bestellt war, auch ohne Oxymeter und Blutgasanalysegerät.

Wenn wir vor lauter «Wissenschaft» versäumen, den jungen Ärzten das Beobachten des Patienten, das genaue Hinsehen beizubringen, sehe ich schwarz für unsere ach so großartige Medizin. Die Glorifizierung der Technik, der Irrglauben, durch immer mehr Überwachungsgeräte Fehlerquellen ausschließen zu können, birgt große Gefahren. Der Mensch, der Arzt muß die letzte entscheidende Instanz bleiben. Die Technik soll Hilfsmittel sein, nicht mehr.

Wer durch Technologiewahn irreale Erwartungen an die Medizin schürt, wird die Menschen bitter enttäuschen oder sie belügen. Das gilt für die Möglichkeiten der Diagnostik ebenso wie für die Therapie. Man muß nicht mit Kanonen auf Spatzen schießen: Nicht jedes einmalige Auftreten von Kopfschmerzen muß ein Hirntumor sein und durch eine ausgiebige neurologische Untersuchung, durch Labordiagnostik, EEG und CT oder gar durch eine Kernspinuntersuchung ausdiagnostiziert werden. Nicht jeder Schnupfen muß mit Antibiotika und nicht jede Schwellung mit Cortison behandelt werden. Abgesehen von den überflüssigen Kosten, spricht auch die Gefährdung der Menschen durch mögliche Nebenwirkungen dagegen. Wie Molière bereits in seinem *Eingebildeten Kranken* zum besten gab: «Die meisten Menschen sterben an ihren Arzneien und nicht an ihren Krankheiten.»

Ich habe große Bedenken bei einer unkritischen Anwendung von Chemotherapie (der «chemischen Keule»), die neben den Tumorzellen natürlich auch die lebenswichtigen Blutplättchen für die Gerinnung, die Abwehrzellen und die für den Sauerstofftransport so nötigen Erythrozyten zerstört. Der «Blutkrebspatient» stirbt häufig infolge einer Chemotherapie an unbeherrschbaren Lungenentzündungen und Blutungen oder an den ständigen Infektionen als Folge des massiven Medikamentenbeschusses, also letztlich an der Therapie. Bleibt nur die Frage, ob der Tumor tatsächlich schneller zum Tode geführt hätte. Sehr oft sind die Therapienebenwirkungen für die Patienten belastender und quälender als das ursprüngliche Krankheitsbild.

Natürlich gibt es unbestrittene Anwendungsbereiche: zum Beispiel das Hodgkin-Lymphom oder Hodentumoren. Aber Besonnenheit ist immer angeraten. Ob der Patient durch die Therapie wirklich länger lebt, und vor allem, wie er lebt, hängt ganz wesentlich davon ab, wie er die Nebenwirkungen verträgt. Die vorsichtige Balance zwischen gewünschter Wirkung und schädigender Nebenwirkung ist gerade bei der Chemotherapie eine hohe Kunst. Hier ist die ärztliche Beurteilung entscheidend und nicht allein das Präparat. So erklären sich auch die immer neuen Kombinations- und Dosisvarianten der Chemotherapie, die jedesmal als «neueste Behandlungsmethode» angepriesen werden.

Durch die Initialzündung der kombinierten Chemotherapie wird oft eine Kettenreaktion an weiteren Behandlungszwängen in Gang gesetzt: Die Gerinnungsstörung muß stabilisiert, die Blutarmut muß behandelt und die Infekte müssen antibiotisch abgedeckt werden. Die Psyche der Menschen gerät aus den Fugen, und das periphere Nervensystem erzeugt quälende Schmerzen, die ebenfalls zu behandeln sind; Pilze wachsen und die Haare fallen aus.

Das heißt, die Behandlung der einen Krankheit erzeugt gleich mehrere neue. Tumorpatienten schleppen täglich eine ganze Apotheke mit sich herum, um die von der ursprünglichen Behandlung ausgelösten Nebenwirkungen der Nebenwirkungen behandeln zu können. Ihr Dasein ist degradiert zu einem Leben mit der Pharmazie. Von «Gesundheit» oder «Heilung» kann hier nur selten die Rede sein; sie existieren, mal besser, mal weniger gut.

Für die Pharmaindustrie ist das ganze Umfeld der medikamentösen Tumortherapie natürlich ein ergiebiger Markt. Wenn ein bekannter Immunologe und Aphorismenschreiber (Prof. Dr. med. Uhlenbruck) ironisch anmerkt: «Es haben mehr Menschen an Krebs verdient, als daß daran gestorben sind», dann wird sich dieser erfahrene Mann etwas dabei gedacht haben. Ähnliches gilt für viele Urologika und Rheumatherapeutika oder die pharmakologische Behandlung der Depressionen.

Es würde sich durchaus lohnen, darüber nachzudenken, ob die Volkskrankheit «Depression», die beinahe flächendeckend pharmazeutisch behandelt wird, nicht der soziale Preis für eine sinnentleerte und verhetzte Gesellschaft ist, in der die sozialen Reibungsverluste vielleicht langfristig größer sind als der kurzfristige ökonomische Gewinn. Vielleicht ist das der Preis, den eine Gesellschaft zahlt, die auf ständige Profitmaximierung aus ist. Dabei wäre sicher eine Gesamtbilanzierung sehr aufschlußreich, in der neben den reinen Gesundheitskosten auch die diversen Verweigerungskosten («Blaumachen», Alkohol- oder Drogenschäden etc.) eingingen.

Doch Vernunft können wir uns nicht leisten. Sie brächte das System ins Wanken. Eine Gesellschaftsform wie die unsere, die auf stetigem Wachstum basiert, darf sich und seinen Bürgern keine Ruhe gönnen. Nur der Zuwachs garantiert den Wohlstand – in allen Branchen, auch auf dem Pharmamarkt oder bei den Geräteherstellern. Stillstand ist Rückschritt.

Doch in dieser Hinsicht kann die Branche bis heute hochzufrieden sein. Die Gewinne im Pharmabereich waren im ersten Halbjahr 1992 zweistellig. Weit über 40000 Medikamente in 70000 unterschiedlichen Darreichungsformen stehen allein den deutschen Patienten zur Auswahl. Über 40000 Apotheker besorgen die Verteilung der Präparate. Ein lukratives Geschäft: Im Jahr 1991 betrug das steuerpflichtige Durchschnittseinkommen eines selbständigen Apothekers immerhin 185000 Mark. Auch wenn die Apothekerinnung zur Zeit unter Seehofers Plänen stöhnt und Einkommenseinbußen von 25 Prozent befürchtet: Das Geschäft mit der Gesundheit wird weiterhin lohnend sein. Sie werden ihr Sortiment halt umstellen müssen auf den Riesenmarkt der rezeptfreien Mittelchen und Waren.

Der trickreiche Vorschlag des Verbandspräsidenten Klaus Stürzbecher, die Mehrwertsteuer für Medikamente zu halbieren (wie das bis auf Dänemark im übrigen Europa üblich ist), um ungeschoren aus der Sparpolitik Seehofers herauszukommen, wurde allerdings sofort abgeschmettert. Um circa 1,8 Milliarden DM würde eine solche Halbierung der Mehrwertsteuer zwar die Krankenkassen entlasten; nur fehlten diese Milliarden dann im Steuersäckel. Und welcher Politiker könnte das bei unserer Staatsverschuldung schon durchgehen lassen?

Böse Zungen witzeln, daß «Apotheker sich redlich bemühen, ihr kaufmännisches Interesse durch ihre wissenschaftliche Vorbildung zu verdecken». In der Tat stellt sich langfristig durchaus die Frage nach der Notwendigkeit des freien «Heil»berufs «Apotheker», der immer mehr zum kostentreibenden Zwischenhändler zwischen Pharmaindustrie bzw. Großhändlern und Patienten verkommen ist und nur noch selten eigene Mixturen zusammenbraut, das heißt seine eigentliche Kunst anwendet. Das Erscheinungsbild einer Apotheke gleicht schon heute zunehmend einem Drogeriemarkt. Der Mörser ist oft nur noch Dekoration.

Verführte Vernunft

Etwa ein Drittel (31,7 Prozent) des Verordnungsvolumens der gesamten Ärzteschaft, das entspricht etwa 6,1 Milliarden DM, wurden 1991 für umstrittene und unwirksame Arzneimittelgruppen ausgegeben.* Darunter fallen Medikamente, die auf unsicheren therapeutischen Konzepten basieren, deren Nutzen also fraglich ist, und die daneben zum Teil auch noch unerwünschte Wirkungen hinterlassen. Das irrationale Verordnungsverhalten basiert darauf, daß die Ärzteschaft häufig eher den Werbeversprechen der Pharmavertreter vertraut als ihrem eigenen, in der Tat meist geringen pharmazeutischen Sachverstand. Selbst der «Sachverständigenrat der Konzertierten Aktion» hat einen Vergeudungsanteil von 20 bis 25 Prozent des Marktvolumens für irrationale Arzneitherapie errechnet. Zu viele Schlafmittel und Antidepressiva werden über zu lange Zeiträume verordnet, ebenso wie unspezifische durchblutungsfördernde Mittel, Hustenmedikamente, Rheumasalben, Venenmittel und Urologika.

Trotz der 40000 (manche reden von wesentlich mehr) zur Verfügung stehenden Präparate umfassen nur etwa 2000 relevante Medikamente 90 Prozent aller Kassenverordnungen. Jeder praktizierende Arzt hat für seine Arbeit am Patienten ein Basisrepertoire, mit dem er wirklich umgehen kann und für das er hinsichtlich Dosierung und Wirkmechanismus auf individuelle Erfahrungen zurückgreifen kann. Gerade dieser Markt der etablierten Substanzen ist heiß umkämpft, und die verschreibenden Ärzte werden mit erheblichem Werbeaufwand umworben. Zwischen 10000 und 16000 Mitarbeiter arbeiten im Pharma-Außendienst. Diese «Manndeckung» lassen sich die Unternehmen circa 2 Milliarden DM kosten. «Kleine Geschenke erhalten die Freundschaft», sagen sich die Marktstrategen und umgarnen die Ärzteschaft mit allerlei «goodies».

Laut Berlins Ärztekammerpräsident Ellis Huber reicht die Palette der Maßnahmen von Honoraren für Studien oder «Er-

* Quelle: Arzneiverordnungsreport 1992.

kenntnisberichte» über kostenlose Kongreßreisen und Erinnerungsgeschenke bis hin zu Pharmasubventionen oder Vollfinanzierungen von «wissenschaftlichen» Kongressen und der Finanzierung von Fachzeitschriften durch Werbung oder Zulieferung fertiger redaktioneller Beiträge. 25 bis 30 Prozent des Pharmaumsatzes steht für Marketing zur Verfügung. Bei 18 Milliarden DM, die allein im westdeutschen Apothekenmarkt umgesetzt werden, berechnet Huber für die Marketingmaßnahmen der Pharmaindustrie ein jährliches Budget von 4,5 bis 5,4 Milliarden Mark – ein erklecklich Sümmchen.

Den wachsenden Ausgaben für Pharmazie war bislang nicht beizukommen, nicht mit Festbeträgen und nicht mit Gebühren. Der Kostenanstieg für pharmazeutische Produkte resultiert vor allem daraus, daß nicht weniger, sondern immer mehr Medikamente in immer größeren Verpackungen verordnet wurden. Hier hat sich die Sparbürokratie mal wieder selbst ein Bein gestellt. Die Einführung einer Rezeptgebühr führte lediglich dazu, daß viele Patienten sich gleich die große Klinikpackung verschreiben ließen und den Rest in den Müll warfen.

Außerdem läßt sich ein stetiger Wechsel zu neueren, teureren Medikamenten beobachten. Ob dabei die Wirksamkeit zwangsläufig mitverbessert wurde, möchte ich bezweifeln. Der Patient will das Neueste und unterstellt dabei, daß es auch tatsächlich das Bessere ist.

Das hat oftmals gravierende Folgen: Über eine Million Bundesbürger gelten laut unterschiedlichen Studien mittlerweile als medikamentenabhängig; ihnen wurden über einen Zeitraum von mindestens drei Quartalen suchtpotente Arzneimittel mit mehr als einer Tagesdosis verordnet. Unzählige Menschen leiden an schwerwiegenden Nebenwirkungen medikamentöser Behandlung. Pillen und Spritzen sind eben nicht immer und uneingeschränkt hilfreich, sondern zumeist auch mit erheblichen unerwünschten Nebenwirkungen behaftet.

Der Blick in die «Waschzettel», wie die Packungsbeilagen genannt werden, sollte jeden dazu anhalten, den Gebrauch von Pharmazie auf ernsthafte Erkrankungen zu beschränken. Auch wenn dort allein aus juristischen, haftungsrechtlichen Gründen jede noch so seltene Folgeerscheinung aufgelistet werden muß: ohne Grund wird die Nebenwirkung nicht aufgeführt sein. Bei zwingend erforderlicher Behandlung wird man bereit sein, viele Nebenwirkungen in Kauf zu nehmen – aber bitte nur dann. Von einer derartigen verantwortungsbewußten Zurückhaltung ist aber bis heute nichts zu spüren. Nach wie vor verläßt nur etwa jeder fünfte Patient eine Arztpraxis ohne Rezept.

Mit der gestaffelten Zuzahlung der Patienten zu den verschriebenen Medikamenten wird zwar vordergründig die Krankenkasse entlastet, aber es bleibt äußerst fraglich, ob sich der individuelle Medikamentenkonsum dadurch wirklich ändert. Wie viele Patienten ihre «unsinnige» Therapie privat bezahlt haben, entzieht sich der statistischen Erfassung der Kassenausgaben. Selbst schädigende Präparate mit ihren hohen Folgekosten bleiben also weiterhin für jedermann zugänglich. Auch hier fehlte der Mut zu wirklichen Reformen und zur Durchdringung der «Psychologie» des Arzt-Patienten-Verhältnisses.

SEX, CRIME & HEALTH oder DIE MEDIZIN IN DEN MEDIEN

Früher gab es die Streckfolter, heute gibt es die Presse.

Oscar Wilde

Man sollte erwarten, daß eine so wichtige Branche wie das Gesundheitswesen auch in den Medien seriös behandelt wird. Das ist aber mitnichten der Fall! Während in den Politik- und Wirtschaftsressorts der Zeitungen und Zeitschriften auf Exaktheit der Angaben und weitgehend wahrheitsgetreue Berichterstattung Wert gelegt wird – obwohl das natürlich nicht immer gelingt –, lassen die Medizinseiten und -journale ebenso wie die Berichterstattung im Fernsehen nahezu jede Seriosität vermissen.

Macht basiert auf Meinung, und Meinung kann man machen. Jeder Blattmacher und jeder Programmdirektor weiß das. Gesundheitsthemen ziehen immer, sie sprechen an und fördern den Absatz. Also greift man in Flautezeiten nur allzugern in die Sensations-Gesundheitskiste. Wenn ansonsten nichts passiert, keine Katastrophe, kein Mord, wenn auch kein Prominenter gestorben ist, dann kommt eine Wunderheilung in die Schlagzeile.

Die Verunsicherung der Menschen an ihrem kostbarsten Gut – der Gesundheit –, das Wecken irrealer Ansprüche und gezielte Panikmache vor Krankheiten sind mehr als Kavaliersdelikte. Solange das Medienressort «Gesundheit» der Willkür zynischer «Sensationsmacher» ausgeliefert bleibt, ist kostenbewußte Gesundheits- und Sozialpolitik ein Spießrutenlauf. Hätte ein Politiker tatsächlich den Mut, sich der Trendmeinung in der Öffentlichkeit – sei sie noch so unsinnig – entgegenzustellen, würde er vom versammelten Befindlichkeitsjournalismus gnadenlos niedergeschrieben.

Die unseriöse Medizinpresse redet dem Volk natürlich lieber nach dem Maul, statt es umfassend aufzuklären. Schließlich soll das Publikum das Blatt ja kaufen oder die Sendung sehen. Wer vergrault schon gern die Kundschaft. Jeder soll sich wiedererkennen, und die Botschaft soll Eindruck machen: Also wird das Credo der allmächtigen – alle Probleme lösenden – Medizin wahllos unters Volk gestreut.

Appelle an die Eigenverantwortlichkeit der Patienten, an sinnvolle Einsparungen und Kürzungen bleiben eher verhalten. Als «vox populi», als Stimme des Volkes, so versteht sich ein Teil des Boulevardjournalismus. Die Hackordnung ist klar: Das Volk im Verbund mit den Medien gegen die Politik, alle gemeinsam gegen die raffgierigen Großverdiener «Ärzte und Zahnärzte» – das momentane Feindbild schlechthin –, und alle zusammen gegen jede Vernunft.

Ab und an wird eine Attacke gegen die Pharmaindustrie geritten, ganz vereinzelt nur ein Schlag gegen die Verwaltungshydra bei den Krankenkassen geführt. So sind derzeit die Positionen verteilt. Daß dabei jede Sachlichkeit auf der Strecke bleibt, scheint niemanden zu interessieren. Im Medienzeitalter zählt eben nur die Verpackung und nicht der Inhalt.

Schon die falsche Verwendung medizinischer Begriffe führt zu flächendeckenden Ängsten und zur Verunsicherung der Menschen. «Krebs» zum Beispiel ist in den Medien ein irreführender Oberbegriff für viele ganz unterschiedliche Tumorformen. Über den Verlauf einer Tumorkrankheit und ihren Schweregrad sagt die Bezeichnung «Krebs» allein nichts aus. Oft wird noch nicht einmal zwischen «gutartigen» und «bösartigen» Tumorformen unterschieden. Dabei gibt es durchaus Geschwulste, die eigentlich immer «gutartig» bleiben und nur durch ihr Wachstum und ihre Größe Beschwerden verursachen. Daneben existieren Tumoren, die erst im Laufe der Zeit «entarten» können. Und schließlich gibt es wieder andere, die von vornherein als «bösartig» einzuordnen sind, sehr schnell Tochtergeschwülste bilden und zum Tode führen. So kompliziert ist das nun einmal in der Medizin, auch wenn es den Medien nicht paßt und sie lieber komplizierte Zusammenhänge auf Minimalformat verkürzen wollen – Texte «eindampfen», wie das im Fachjargon heißt.

Fast alle Organgewebe können potentiell «entarten», mehr oder weniger gefährlich, mehr oder weniger schnell. Nicht alles, was der Öffentlichkeit als «Krebs» verkauft wird, bedeutet für den Betroffenen ein schnelles und qualvolles Sterben. Da gibt es zum Beispiel eine gutartige Fettgeschwulst (das Lipom), ein jahrelang friedlich wachsender Tumor mit klar abgegrenzter Kapsel, der keine Tochtergeschwülste entwickelt. Diese Tumorform ist lästig und häßlich, aber harmlos. Dann gibt es auch bösartige Tumorformen wie das Hodgkin-Lymphom, eine Lymphknotenerkrankung, die sich aber heute recht erfolgreich behandeln lassen. Zumindest kann in vielen Fällen ein vorübergehender Stillstand des Tumorwachstums erreicht werden.

Und dann gibt es selbstverständlich die akut bedrohlichen «Krebs»arten wie zum Beispiel Sarkome (bösartige Tumoren des Bindegewebes), Melanome (der schwarze Hautkrebs) oder das kleinzellige Bronchialkarzinom. Das sind Tumorarten, die – in einer Fünfjahres-Überlebensstatistik – dem Patienten wenig Chancen lassen.

Diese vielen völlig unterschiedlichen «Krebs»formen werden im Boulevardjournalismus zumeist in einen Topf geschmissen. Die Daten aus den «Fünfjahres-Überlebensstatistiken», die Auskunft über Patienten geben, die auch fünf Jahre nach Diagnosestellung bzw. Therapiebeginn noch leben (unabhängig von der Qualität dieses «Überlebens»), werden von einer unsachlichen Presse als endgültige «Heilung» verkauft und als «Sieg über den Krebs» gefeiert. So narrt man Menschen. So schürt man unhaltbare Illusionen.

Die Gazetten sind voll mit diesem realitätsfernen Unsinn. Eine «medizinische Sensation» jagt die nächste. Jeder Hinweis auf eine neue «Behandlungsmethode» treibt verzweifelte, hilfesuchende Patienten in die Praxen. Oft haben sie noch den Sensationsartikel in der Hand und klagen die dort beschriebene (häufig blödsinnige) Therapie bei ihrem Hausarzt ein. Der hat dann alle Mühe, den Patienten wieder auf den Boden der Tatsachen zurückzuholen und sich selbst gegen den Vorwurf zu wehren, er verweigere ihm den letzten «Fortschritt» der Medizin, das neueste Medikament.

Täglich werden die armen Leser oder Zuschauer mit immer spektakuläreren Aufmachern überflutet. Die Schweizer Psychoanalytikerin Ruth S. Cohn hat einmal in einem anderen Zusammenhang den Begriff der «Zuviel»isation geprägt: Daß «zuviel» auf die Menschen einprasselt, läßt sich auch im Gesundheitsbereich beobachten. Wer soll sich da noch zurechtfinden? Wer kann noch unterscheiden zwischen wichtiger neuer Information über medizinische Entwicklungen und reißerischem Quatsch?

Die Wertung und Abwägung dieser Informationsflut liegt leider oft in den Händen medizinisch ungebildeter Redakteure, denen es an eigener Urteilsfähigkeit mangelt. Nur so erklärt sich der zum Teil hanebüchene Unsinn, der täglich auf die Menschen einprasselt. Viele dieser Journalisten, ohne fachliche Ausbildung und Erfahrung, haben ihr Nichtwissen zu einem «gesunden» Halbwissen kultiviert und verteidigen mit Vehemenz ihre Sonderrolle als «Medizinfachleute» innerhalb der Schar der anderen Laien in den Redaktionen. Sozusagen als Einäugige unter den Blinden.

Allerdings reichen ihre Urteilsfähigkeit und ihr Wissen nur

selten aus, um dem massiven Druck geschickter PR-Strategen aus Pharmaindustrie und Medizintechnik oder profilneurotischen Professoren ein kritisches Urteil entgegenzusetzen. Nicht alles, was neu ist, ist auch gut. Manches birgt sogar große Gefahren und Risiken.

Die Absatzstrategen der Großkonzerne des medizinisch-industriellen Komplexes haben nicht von ungefähr zum großen Halali auf die Medien geblasen; dort haben sie leichte Beute. Ansprüche müssen geweckt werden. Besonders verkaufsfördernd – weil glaubwürdig – ist die «verpackte» Werbung. Werbung, die nicht als solche zu erkennen ist. Das Einschmuggeln eines «Wundermittels» oder einer neuen Diagnosemaßnahme in den redaktionellen Fernseh- und Zeitschriftenteil, also innerhalb eines Sendebeitrages oder einer Zeitungsgeschichte, wird von PR-Profis als besonders gelungener Coup gefeiert. «Was in der Zeitung steht, stimmt» – diese Ansicht sitzt tief und wird durch das Fernsehen nur noch verstärkt.

Die *Welt am Sonntag* gibt sich – in ihrer Medizinberichterstattung – gern besonders fortschrittlich. Im September 1992 brachte sie mit der Überschrift «Eine Säure verringert das Infarktrisiko» einen Bericht über eine Großstudie amerikanischer Kliniken. Für die Behandlung von *Angina pectoris* und in der Bypass-Chirurgie (bei der verengte Herzgefäße durch ein Kunststoffimplantat oder körpereigene Venen ersetzt werden) hätte sich danach das Medikament *ASS* als sensationelle Behandlungsmethode erwiesen. Tatsächlich ist die gerinnungshemmende Wirkung von Acetylsalicylsäure (und nichts anderes ist *ASS*) ein alter Hut. Unter dem Markennamen «Aspirin» ist dieses Präparat seit Jahrzehnten ein Renner auf dem Pharmamarkt, ein «Klassiker» unter den Oldies von *Bayer*, und wird seit langer Zeit auch zum Zweck der Gerinnungshemmung angewandt, nicht nur als Schmerzmittel. Aber was aus Amerika kommt, muß ja gut und neu sein.

Opium fürs Volk

Die unkritische Gläubigkeit gegenüber jedem, der sich «Experte» nennt und möglichst noch über einen akademischen Titel verfügt, ist eine große Medienplage. Wenn diese manchmal selbsternannten «Experten» sich räuspern (je spektakulärer – desto lieber), raschelt's jedesmal kräftig im Blätterwald. Der Professoren- oder Doktortitel ist dabei das Passepartout für eine große Öffentlichkeit – ungeachtet des Blödsinns, den jemand verzapft. Hier bilden unkritische Meinungsmacher und «wissenschaftliche» Wichtigtuer oft eine unselige Allianz – sehr zum Schaden der zutiefst verunsicherten Patienten.

Selbstverständlich lassen sich unerfahrene Redakteure auch leicht mißbrauchen. Bei Fernsehberichten über Medizinmessen beispielsweise werden von den Firmen größte Anstrengungen unternommen, ein paar Sendeminuten innerhalb der Reportagezeit zur Demonstration konsumentenfreundlicher Medizinprodukte zu ergattern, damit möglichst schnell jeder Bundesbürger erfährt, daß er seine Herzfrequenz oder sein EKG mit einem käuflich erwerbbaren Gerät für das Handgelenk in Zukunft selbst überprüfen kann. Solche «Werbung» ist billiger und effektiver als offizielle Produktwerbung.

Beispielhaft ist auch die publizistische Vermarktung eines Überwachungsgerätes für Säuglinge, das nach dem gehäuften Auftreten von «Plötzlichem Kindstod» besorgten Eltern bundesweit nahegebracht werden sollte. Das unbestritten schockierende «unklare nächtliche Sterben» – der plötzliche Kindstod – bewegt selbstverständlich jeden und weckt den Wunsch nach Vorwarnungen. Doch eine eindeutige Ursache ist noch immer nicht gefunden worden. Lange wurde die heute bevorzugte «Bauchlage», mit möglichen Atemstörungen, als Ursache des Sterbens diskutiert. Eine Forschergruppe aus München glaubt nun herausgefunden zu haben, daß eine einzige unbemerkte, heftige Schweißattacke dem plötzlichen Kindstod vorausgeht. Mit über zwanzig verschiedenen Meßelektroden wurden Säuglinge dort unter Aufsicht der Wissenschaftler klinisch überwacht. So weit, so gut, medizinische Forschung in Ehren. Aber unmittelbar nach der filmischen Darstellung der Überwachungsgerätschaften mit unzähligen Meßfühlern und Sonden wurde dem Fernsehzuschauer dann ein Kontrollgerät gezeigt – ein gänzlich anderes, eine Miniaturausgabe –, das man käuflich erwerben kann. So wurde dem Zuschauer der Eindruck suggeriert, durch Anschließen an das technische Wunderwerk ließe sich der plötzliche Kindstod verhindern. Der Run besorgter Eltern auf dieses Gerät konnte losgehen. Der Hersteller wird jubeln, und die Wissenschaft war wieder einmal Steigbügelhalter fragwürdiger Illusionen. Die «Droge» Arzt, der alles wissende Weißkittel, wirkt halt immer noch Wunder.

Wenn die «Schwarzwaldklinik» in die Wohnzimmer flimmert, sind am nächsten Tag postwendend die Arztpraxen voller Patienten, die mit den Fernsehsymptomen den Doktor aufsuchen. Ähnliches läßt sich auch nach Herrn Mohls «Gesundheitsmagazin Praxis», Antje Kühnemanns «Sprechstunde», Marianne Kochs «Medizin-Magazin» und nach all den anderen wohlmeinenden Ratgebersendungen beobachten. Wer hat nicht gelegentlich Rückenschmerzen oder Unwohlsein, von den weitverbreiteten Kopfschmerzen gar nicht zu reden? Natürlich kann im Extremfall auch ein Tumor dahinter stecken, doch bleibt dies eindeutig die Ausnahme. Gelegentliche Beschwerden müssen auch in den Medien strikt von chronischen oder immer wiederkehrenden Symptomen getrennt werden. Bei Ausfallerscheinungen wie Sehstörungen, Lähmungen oder Sensibilitätsausfällen wird es allerdings wirklich ernst. Dann ist akute Gefahr im Verzug.

Die immer wieder lancierten Medienberichte über «Allerweltssymptome» aber – die begleitend auf viele Krankheitsbilder zutreffen und oft nur vorübergehend sind – bergen die Gefahr, daß der Zuschauer unbegründete Ängste entwickelt. Der «Fall» im Fernsehen wird gleich «sein Fall»; auch wenn es sich bei der im Fernsehen besprochenen Krankheit um eine ausgesprochen seltene exotische Rarität handelt. Das Schwindelgefühl, das ihn vor Wochen kurzfristig heimgesucht hatte, wird ihm schlagartig wieder präsent. Es könnte ja auch bei ihm ein Kleinhirntumor sein.

Es kann nicht Sinn von Medizinberatung sein, daß arglose Patienten bei jedem Infekt gleich von AIDS-Angst befallen werden oder das Vergessen einer Telefonnummer mit Alzheimer assoziieren. Ebensowenig ist es nötig, bei jedem Ziehen im Knie gleich eine Arthroskopie (eine Kniegelenkspiegelung) einzufordern.

Fernsehkrankheiten

Fehlgewichtungen sind das größte Problem in der Medizinberichterstattung. Bei allem Verständnis für Patientenaufklärung und Eigenbeobachtung: Man kann die Menschen auch verrückt machen. Pausenlose «Eigenbeschau» und «Selbstdiagnose» sind gerade für empfindliche, sensible Naturen oft der Beginn einer großen Verunsicherung. Außerdem bedarf es dann beim Arzt eines großen teuren technisch-diagnostischen und persönlichen Aufwandes, um solche «fixierten» Patienten wieder von ihrem «Wahn» zu befreien. Vielleicht wäre es schon hilfreich, wenn sich die Medizinmoderatoren von ihren bedeutungsschwangeren, tragischen Mienen trennen könnten und medizinische «Experten» von ihrem nadelfeinen Hochmut. Ein bißchen Entkrampfung im Umgang mit Krankheit wäre für alle Beteiligten heilsam. Man muß die entmündigenden Rollenspiele nicht noch medienmäßig kultivieren. Mit kritikloser Angst- oder Panikmache in Bild und Funk treibt man jedenfalls die Menschen nur in die Praxen und in ihr eigenes Unglück.

Für viele dieser verunsicherten Patienten wird der erste Gang zum Arzt – auch ohne nachweisbare Erkrankung – der Beginn einer langen Patientenkarriere. Denn viele Ärzte sind – teils aus juristischen Gründen, teils aus kommerziellem Interesse – an einer ausgiebigen Ausschlußdiagnostik interessiert. Nur die wenigsten haben den Mut, medial verängstigte Patienten auch ohne Rezept oder aufwendige Untersuchungen nach einem ausführlichen Gespräch wieder nach Hause zu schicken. Das ist auch gar nicht so einfach, laufen sie doch ständig Gefahr, daß der Patient sich nicht ernst genommen fühlt und den Arztkollegen an der nächsten Ecke aufsucht, um dort seine Ängste abzuladen und Bestätigung zu erheischen.

Also resignieren die meisten Ärzte und versuchen, wenigstens ein bißchen auf den Patienten einzugehen und ihn durch Diagnostik zu beruhigen. Nichts – außer der eigenen Ethik – kann ihnen das verwehren. «Zum Ausschluß von (z. A.)» oder «Verdacht auf (V. a.)» – diese medizinischen Kürzel rechtfertigen heutzutage fast jeden Aufwand: Von der ausführlichen Untersuchung und Beratung (den sinnvollsten aller Maßnahmen) über Labor, EKG, EEG, Röntgen und Ultraschall bis hin zur Computertomographie und zum Kernspintomographen und von der psychotherapeutischen Behandlung bis zur Massage sind alle kostentreibenden Möglichkeiten offen.

«Zum Ausschluß von...» können dann anschließend auch noch diverse andere Fachärzte hinzugezogen werden: etwa der Gynäkologe, der Internist, der Orthopäde oder der Hals-Nasen-Ohrenarzt oder Hautarzt, bei denen dann oft der ganze Zirkus von vorne beginnt. Doppelt- und Dreifachuntersuchungen – beim Hausarzt, beim Facharzt und in der Klinik – waren durchaus üblich. Weh dem, der Schlechtes dabei denkt.

So kultiviert man Krankheit, selbst eine imaginäre. Der Patient hat das Gefühl: Man kümmert sich um ihn, er wird betreut. Der Arzt ist juristisch abgesichert und berechnet jede Einzelleistung über den komplizierten Punktekatalog des ärztlichen Abrechnungssystems; und die Solidarkasse mußte dafür aufkommen.

Manche der «Fernsehdoktoren», vor allem die unbedarften Laien unter ihnen, müssen sich den Vorwurf gefallen lassen, durch unsachliche Patientenaufklärung und Panikmacherei zu den großen Kostentreibern im Gesundheitswesen zu zählen. Es wäre zu einfach, den Ärzten allein den Vorwurf der Kostentreiberei zu machen. Sicher sitzen sie an einer Schlüsselposition, doch ihre Absicherungsängste (ständig den Staatsanwalt im Nacken wegen unterlassener Hilfeleistung) und ihr zunehmendes Selbstverständnis als «Dienstleister» lassen sie lieber zuviel machen als zuwenig.

Und die Medien treiben diese Entwicklung kräftig voran: Untersuchen und behandeln Ärzte zuviel, wird ihnen Aaserei und Beutelschneiderei vorgeworfen (was in Einzelfällen ja auch stimmen mag), wird mal etwas übersehen oder bewußt unterlassen, etwa weil die Erkrankung jeder Wahrscheinlichkeit widerspricht, sind die Pressevertreter die ersten, die den Weißkittel an den öffentlichen Pranger stellen. Die Patienten bleiben zumeist passiv und zahlen in jedem Fall die Zeche.

Unter den Rahmenbedingungen einer unseriösen Presse ist es nicht leicht, eine sparsame und sinnvolle Medizin zu praktizieren. Von Blüm oder Hasselfeld bis Seehofer: sie alle können ein Lied davon singen. Also wurde über weite Strecken eine vernünftige, kostenbewußte Gesundheitspolitik auf dem Altar der Meinungsumfragen geopfert. Wer sparen will, ist auch heute noch der Buhmann, er kann sich des Volkszornes sicher sein.

Wie kaum ein anderes Thema eignet sich die Medizin zur medialen Vermarktung. Sie rührt an den tiefsten Schichten der

Emotionalität. In Kombination mit berühmten Namen sind Krankheiten für Blattmacher mittlerweile zu Synonymen geworden: Bei *AIDS* assoziiert jeder Rock Hudson oder Freddy Mercury, beim *Morbus Alzheimer* fällt jedem gleich Rita Hayworth ein oder die Greisenriege vom ZK der ehemaligen SED. Durch die – meist vorhandenen – Vergleichsfotos vor und nach Ausbruch der Krankheit läßt sich der Verfall eindrucksvoll bebildern.

Nicht nur deshalb genießen die Krankheiten der Prominenz besonderes Interesse in den Medien. Daß auch die «Reichen und die Schönen» krank und häßlich werden, tröstet offenbar die Volksseele – und schafft Auflage. Wenn der Fürst von Thurn und Taxis flugs ein neues Herz bekommt, dann werden auch Begehrlichkeiten der «Untertanen» geweckt. Gleiches Recht für alle.

Viele Patienten, die in langen Wartelisten auf ein «passendes» Herz warten, mußte es irritieren, wie rasch sich ein Spenderherz für den Edelmann finden ließ, obwohl von Klinikseite jede Bevorzugung des schwerreichen Fürsten negiert wurde. Auch wenn sein schneller Tod nach der Operation eher die Vergeblichkeit ärztlichen Handelns belegt, schürt die Sensations-Boulevardberichterstattung mit ihren reißerischen Aufmachungen doch die Hoffnung vieler Herzkranker auf eine für alle «rettende» Herztransplantation: Völlig ungeachtet der Tatsache, daß eine solche Transplantation überhaupt nur in ausgewählten Fällen und nach ausgiebigen Tests immunologisch möglich ist, und ebenso ungeachtet der Tatsache, daß es gar nicht genügend passende Spenderherzen gibt – von den fehlenden Intensivbetten ganz zu schweigen. Selbst nach geglückter Operation bleibt die Abstoßungsreaktion der große lebensbedrohliche Risikofaktor bei Organtransplantationen.

Ähnliches gilt für die spektakuläre Transplantation einer Pavianleber auf einen 35jährigen Mann 1992 in Pittsburgh, USA, dessen eigene Leber durch Hepatitis B funktionsuntüchtig geworden war. In einer mit großem Presserummel begleiteten zwölfstündigen Operation und unter Hinweis auf ein neues Wundermittel, *FK-506*, wurde die Sensation einer Tierlebertransplantation auf einen Menschen weltweit publik gemacht. Nur 71 Tage später starb der Patient, ganz unspektakulär und, im Verhältnis zum Wirbel um die Operation, weitgehend unbeachtet.

Auch die Trennung siamesischer Zwillinge eignet sich immer wieder für die Demonstration der «Wundermedizin». Das sind Bilder, die die Menschen rühren und die behandelnden Ärzte zu «Göttern» machen.

Nicht zuletzt im Sport werden durch die Medien gesundheitspolitische Botschaften transportiert. Die Meniskusschäden der Profifußballer und Skiläufer mitsamt den diversen diagnostischen und therapeutischen Behandlungsverfahren sind mittlerweile jedem Fernsehzuschauer geläufig. Und daß man sich nach einem Sturz auf dem Idiotenhügel des Wintersportortes zum «Spezialisten» in die Prominentenpraxis nach München oder Zürich begibt, um alles durchchecken zu lassen, gehört mittlerweile zum guten Ton der Wohlstandsbürger; ähnliches gilt für den «Tennisarm». Den «Sportmedizinern» und Orthopäden kann dieser Trend nur recht sein.

Auch die «schnelle Spritze» am Spielfeldrand oder die lokale Behandlung bei Muskelzerrungen durch geschäftig herbeieilende Mannschaftsärzte im Fußball gaukeln dem naiven Zuschauer vor, der Arzt löse hier vor Ort sofort alle Probleme des verletzten Kickers. Dabei wird nur der Schmerz betäubt, meist durch lokale Vereisung. Die Verletzung bleibt natürlich bestehen und wird durch das Weiterspielen eher schlimmer. Zur Nachahmung nicht empfohlen.

Medizinmarketing

Der renommierte Kieler Gynäkologe Prof. Dr. Kurt Semm geisterte im Sommer 1992 durch die deutschen Medien und beklagte – bezogen auf sich, natürlich – in der NDR-Talkshow das Schicksal des verkannten Genies. Als engagierter Verfechter der Mikrochirurgie demonstrierte er dem verblüfften Talkshowpublikum wie ein ausgebuffter US-Entertainer seine Gerätschaft. Sein mikrochirurgisches Besteck samt mitgeführter Lichtquelle wurde an einer im Studio installierten, abgedeckten Kiste vorgeführt. Natürlich war er an der Entwicklung der teuren Gerätschaft beteiligt und ist an einer großflächigen Anwendung interessiert.

Modernes Medizinmarketing in Perfektion: die Laien staunen, der Fachmann wundert sich, denn eigentlich ist diese Technik – samt Gerätschaft – schon seit Jahren in deutschen Landen verbreitet und eine derartig massive Eigenwerbung in einem öffentlich-rechtlichen Sender höchst bemerkenswert. Ein Werbespot der Herstellerfirma im Werbeblock von ähnlicher Länge und Verbreitung hätte wohl weit über hunderttausend Mark gekostet. Chapeau, Monsieur!

Der Laie und natürlich auch alle Unterhaltungsredakteure von schlichtem Intellekt lassen sich von «Kapazitäten» mit sozialem Auftrag eben leicht einlullen. Hier sind die Grenzen zwischen Information und Werbung nicht mehr deutlich. In einigen Redaktionen haben sich verdeckte Werbegeschäfte bereits als lukrative Finanzierungsquelle freier Produzenten etabliert, wie auch andere Skandale um «Product Placement» im Hessischen Rundfunk belegen. Auch wenn keine direkten «Schmiergelder» fließen, allein die Präsenz im Fernsehen garantiert den Herstellern große Absatzchancen.

Es mag sein, daß die Mikrochirurgie noch nicht in jedem Kreiskrankenhaus Anwendung findet, zumal neben dem dort gängigen Operationsbesteck ein komplett neues Instrumentarium zur Mikrochirurgie – an dessen Entwicklung, wie gesagt, der Professor beteiligt war – erst angeschafft werden müßte. Doch durch solche Sendungen werden via Fernsehen Ansprüche geweckt und öffentlicher Druck auf die Verwaltung jedes Zwergkrankenhauses ausgeübt – völlig unabhängig vom tatsächlichen Bedarf und ungeachtet der Tatsache, daß die dort tätigen Ärzte mit dieser Technik nicht hinreichend vertraut sind.

Im August 1992 startete der WDR eine neue Medizinserie im Ersten mit drei Ärzten als Moderatoren. Unter dem Titel «Von Kopf bis Fuß – Einmischungen in innere Angelegenheiten» ging es dabei um populärwissenschaftliche Aufarbeitung gesundheitlicher Themen. «Ohren auf» hieß ein Beitrag über den Hörmechanismus oder «Die ehrliche Haut – Warum errötet man eigentlich?» «Bis auf die Knochen blamiert», so hieß ein anderer Beitrag, hat sich allerdings einer der moderierenden Ärzte. Bei dem Mindener Kassenarzt handelte es sich um einen erwischten Abrechnungsmanipulateur. Das hat Charme. Der Skandal wurde öffentlich. Die Pressestelle des WDR nahm betreten Stellung: Man habe zu Drehbeginn nichts davon gewußt. Nun sei es bedauerlicherweise nicht mehr zu ändern. Mittlerweile ist die Sendereihe ausgelaufen.

Der letzte Schrei im weiten Umfeld des Geschäfts mit der Gesundheit ist der Videoclip von der eigenen Operation. Wer zeigt nicht gerne seine eigene Gallenoperation zu Hause im Pantoffelkino der staunenden Verwandtschaft!

So entwickeln sich im gesellschaftlichen Umfeld von «Gesundheit und Krankheit» immer neue Märkte. Der Mythos Medizin läßt sich halt gut vermarkten und treibt immer neue Blüten.

Dafür wird erstaunlich viel privates Geld lockergemacht, und zwar ohne Murren. Gesundheit als neuer Luxusartikel darf ruhig was kosten. Die Sportsalbe, das Spezialshampoo oder das Suspensorium möchte jeder aber am liebsten auch weiterhin auf Rezept verschrieben und von der Kasse bezahlt bekommen.

Blut für die Quote

OP-Clips als Luxuskonsumartikel und Notfallmedizin als Knüller der Unterhaltungsbranche: Diese Medienentwicklung symbolisiert einen Strukturwandel in unserer Gesellschaft. Nach der Attacke auf die Suchtreflexe, profane Güter zu erwerben, geht's jetzt ans Eingemachte. Das Geschäft mit der Angst floriert. Nicht nur Sicherheitsunternehmen gegen Kriminalität erleben Boomzeiten, auch der Gesundheitsmarkt erweist sich als Zukunftsbranche. «Angstmachen» gehört dabei zum Konzept. Je besorgter und ängstlicher der potentielle Konsument oder Zuschauer im Vorfeld gemacht wird, um so dankbarer wird er für seine vermeintliche «Rettung».

Der neue Knüller der Unterhaltungsbranche ist: die Notfallmedizin. Bei «Notruf» (RTL) und anderen reißerischen Varianten des *dernier cri* – Reality-TV – gilt das Einschweben des Doktors mit dem Helikopter schon als die lebensrettende Maßnahme schlechthin. Mehr als eine Risikoabschätzung vor Ort (Check des Bewußtseinszustands, der Herz-Kreislauf-Kontrolle und der Atmung) und das Anlegen einer Infusion mit salzhaltiger Wasser- oder Eiweißlösung findet aber in der ersten Phase einer Bergung oder «Rettung» durch den Notarzt meist nicht statt. Sei's drum. Die dramatischen Bilder zeigen Wirkung und Einschaltquote. Der Laie am Bildschirm atmet auf. Gottseidank, der Arzt ist da, der Patient ist «gerettet».

Die meisten Menschen wissen aber nicht, daß in der Regel junge und relativ unerfahrene Kollegen den mobilen Notfalldienst der Unfallkliniken bestreiten. Es ist ein Unding und ein grober Systemfehler, daß die erste Kontaktaufnahme und Selektion vor Ort nicht von den erfahrensten Ärzten vorgenommen wird. Ich sage das aus eigener leidvoller Erfahrung, denn als blutjunge Ärztin wurde ich selbst einmal mit einem Rettungswagen zu einem Notfall geschickt. Es war nur der erfahrenen Hilfe der begleitenden Rettungswagenbesatzung und Krankenpfleger zu verdanken, daß der Patient den Weg in die Klinik heil überlebt hat. Die akademisch ausgebildete Ärztin hatte praktisch keine Ahnung.

Oberärzte und der Chef bleiben fast immer im Krankenhaus, und auch die älteren Kollegen reißen sich nicht gerade um die Dreckarbeit, sie operieren lieber. Diese erschütternde Erfahrung trieb mich sofort nach diesem Erlebnis in eine intensivmedizinische Abteilung, damit ich überhaupt erst einmal das Notfall-Handwerk lernen und Erfahrungen sammeln konnte. Dieser notwendige Schritt in die geübte Routine war mein eigener Entschluß und keineswegs eine Vorgabe der normalen Medizinerausbildung. Die Demonstration einer Wiederbelebung an der Puppe im Studium ist etwas anderes, als bei Tempo 100 auf der Autobahn im Rettungswagen einen blutverschmierten Patienten mit vollem Magen zu intubieren und zu beatmen oder einen zentralen Herzkatheter zu legen. Viele Kollegen praktizieren ein Leben lang, ohne je praktische Erfahrungen in der Notfallmedizin gemacht zu haben.

Statt der schlichten Ausstrahlung solcher Sensationsmedizinsendungen wäre es ganz hilfreich, dem Zuschauer anschließend ein paar Tips für die eigene Reaktionsweise als zufällig Anwesendem bei allerlei Notfallsituationen des Alltags zu geben. Da gäbe es viel zu tun, hier könnte das Medium sinnvoll genutzt werden.

Das Thema AIDS hat besonders deutlich gemacht, wie problematisch die Gratwanderung zwischen sachlicher Berichterstattung und gefährlich inkompetenter Journaille ist – vor allem für die Betroffenen. Nur in seriösen Blättern wird immer zwischen den AIDS-Vollbild-Kranken und HIV-Infizierten unterschieden.

In Deutschland sind bis zum 31.8.1992 53509 HIV-Infizierte gemeldet worden. Am Vollbild AIDS erkrankt waren davon nur 8763. Diese Unterscheidung ist wichtig, denn nicht jeder HIV-Infizierte ist gleich sterbenskrank. Unter dem Vollbild-AIDS-Kranken befinden sich übrigens 8020 männliche und 743 weibliche Patienten.

Es gibt wohl keine Krankheit, die in den Medien so negativ besetzt ist: Je nach politischer oder konfessioneller Couleur – des Blattes oder des Autors – wird nicht selten der erhobene Zeigefinger geschwenkt: Die «Lustseuche» fordert ihre «Strafe».

So transportiert man Botschaften, so tarnt man Gesinnung. Die Stigmatisierung der Homosexuellen, Promisken und der Drogensüchtigen läßt sich durch grausame Bilder und aggressive Texte medizinisch geschickt verpacken. Es handelt sich ja vordergründig um eine Medizinreportage und nicht um einen Gesinnungsaufsatz. Die subtile «Dämonisierung» einzelner Gruppen der Gesellschaft kann aber mit grausamen Bildern elegant und flächendeckend stattfinden.

Die unschlagbare Trias der Medien «*Sex* and *Crime* and *Health*» kommt bei AIDS zu voller Blüte. Mit allen bigotten Auswüchsen: der homosexuelle drogensüchtige Musiker, der ausgemergelt seinem Ende entgegensieht, das heroinabhängige Groupie mit Pusteln und Pickeln, das sind die inkarnierten Vorurteile der Vorstadtmoralisten. Sie haben ja immer schon gewußt, wohin das Lotterleben führt.

Auch die Amalgamdiskussion ist ein Diskurs in die Unsachlichkeit. Vor einer breiten Öffentlichkeit findet dieses Thema große Beachtung. Kein Wunder, es ist ein brillantes Medienthema: Ein kurzer Begriff – er paßt in jede Schlagzeile wie AIDS –, und viele erwachsene Bürger sind direkt oder indirekt betroffen. So etwas wird gelesen, so was wird gekauft.

35 Millionen Amalgamfüllungen schlummern in deutschen Mündern, fast jeden von uns geht das Thema direkt an. Daß der Präsident der Zahnärzte bedeutsame Vergiftungen durch Amalgam in den Zähnen relativiert: «... die Quecksilberaufnahme durch Lebensmittel sei höher», nimmt nicht wunder. Es ist deswegen höchst bemerkenswert, weil hier die ansonsten durchaus monetär orientierte Zahnärzteschaft gegen ihre eigenen wirtschaftlichen Interessen argumentiert. Oder fürchten sie Regreßansprüche alter Kunden?

Jedenfalls wäre es für sie sicher vorteilhafter, die Ängste der Patienten nicht zu entkräften. Für die langfristige Auslastung ihrer Praxen wäre es doch sehr viel förderlicher, dem Auswechseln alter Füllungen zuzustimmen. Mit dem Austausch sämtlicher Amalgamfüllungen wären sie nämlich auf Jahre beschäftigt. Wenn sie dennoch zurückhaltend argumentieren, wirkt das doch durchaus glaubwürdig.

Die Amalgamgegner aber führen alle möglichen Nebenwirkungen wie Kopfschmerzen, Migräne, Depressionen ins Feld und bringen diese in einen ursächlichen Zusammenhang mit Amalgam. Das endgültige Urteil ist noch nicht gesprochen. Auch die Nachricht, daß heute überwiegend «non-gamma-2»-Amalgam verwendet wird, was weniger Quecksilber enthalten soll als das herkömmliche, hat sich als trügerisch erwiesen. In diesem Zusammenhang muß den Beobachter stutzig machen, daß die Zahnärzte seit kurzem verpflichtet sind, Abscheider für Amalgamreste aus dem Spülbecken in ihren Praxen einzubauen und den Abfall als Sondermüll zu entsorgen.

Die Beschwerden der «Amalgamkranken» sind allerdings so allgemein, daß sie auch durch viele andere Erkrankungen ausgelöst werden können. Der *ausschließliche* Nachweis einer Schädigung durch Amalgam ist schwierig, wenn auch manches im Einzelfall dafür spricht. Außerdem läßt sich eine subjektive psychologische Beeinflussung durch die Medien nie ausschließen. «Somatisierung» heißt so etwas im Fachchinesisch der Ärzte. Es ist der Wunsch mancher Patienten, unklare Befindlichkeitsstörungen durch Fixierung auf eine eindeutige körperliche Ursache zu erklären. Wenn man schon leidet, will man wenigstens wissen, woran.

Sicher ist, daß Metallegierungen wie Amalgam, in denen Quecksilber, Zinn, Kupfer, Zink oder Silber zu unterschiedlichen Anteilen enthalten sind, korrosionsanfällig sind. Ablagerungen dieser Metalle sind im Gehirn und im Rückenmark und auch in den Nieren bereits nachgewiesen worden. Auch können im Zusammenhang mit anderen Metallen wie Gold elektrische Spannungen im Mund auftreten. Selbst Haarausfall als Folge von Quecksilbervergiftungen ist seit langer Zeit eine bekannte Tatsache. Nur der *alleinige* und *ursächliche* Zusammenhang zwischen unspezifischen Symptomen und Amalgam kann noch nicht schlüssig hergestellt werden.

Japan hat sich dennoch zu einem generellen Amalgamverzicht durchgerungen. Was aber würde es bedeuten, wenn die Zahnärzte ab morgen alle Amalgamfüllungen der Bundesbürger – einschließlich der Zuwanderer aus osteuropäischen Ländern und aller anderen sozialhilfeberechtigten ausländischen Patienten – durch Goldfüllungen ersetzen müßten? Etwas überspitzt formuliert benötigten wir dazu die Goldreserven der ehemaligen Sowjetunion. Fachleute haben allein für den Austausch bestehender Amalgamfüllungen in der BRD Kosten von über 15 Milliarden DM errechnet.

Nun muß nicht unbedingt Gold der Ersatzfüllstoff sein; doch

die anderen Füllungen aus Kunststoff und Keramik sind kaum billiger. Auf Amalgam sollte man dennoch – so weit es geht – verzichten. Um Füllungen vorzubeugen, ist nach wie vor das gute alte Zähneputzen die mit Abstand beste Methode.

Krankheit als Politikum

Bei Politikern bekommen Krankheiten gleich staatstragende oder gar börsenkippende Dimensionen. Der Leberkrebs des greisen Ex-DDR-Staatsratsvorsitzenden Erich Honecker wurde zum Medienspektakel. Trickreich versuchte die Altherrenriege Honecker, Stoph und Mielke, juristische Verfahren zu verschleppen oder gar zu verhindern. Der eine fühlte sich nicht wohl, der andere war mit einem Altershochdruck von 175/70 mm Hg nicht verhandlungsfähig. Vermutlich hat er solche Blutdruckwerte schon seit Jahren.

Dennoch empfinden manche Geschundene es als tröstlich, wenigstens zu erfahren, wie krank die Schinder sind. Alle möglichen persönlichen Daten und Ultraschallbilder geistern durch die Öffentlichkeit und werden genüßlich zur Kenntnis genommen. Viele denken: Wenn Honecker sich dem Volkszorn schon nicht stellt, dann ist er doch wenigstens mit Krankheit (Krebs) gestraft. Das hätte ja auch noch gefehlt, daß sich dieser Häuptling klammheimlich und kerngesund nach Chile flüchtet, während alle seine Indianer nach der Bankrotterklärung der DDR an Herz und Seele leiden. Wenigstens den Prozeß forderte die Volksseele. Doch sein Krebs hat ihn geschützt vor langer Prozeßdauer oder gar dem Absitzen einer Strafe.

Die Haftbedingungen – so berufene «Experten», unter anderem ein Gerichtsmediziner – hätten sein Immunsystem so weit schwächen können, daß er einen auf zwei Jahre angesetzten Prozeß nicht lebend überstanden hätte, hieß es. Was bitte ist das für ein «Krebs»? Leberkrebs oder Metastasen eines anderen Tumors (eines alten Nierentumors), unter dem er schon seit Jahren leidet?

Bemerkenswert war auch das Timing der Veröffentlichung eines «Prostatakrebses» von Frankreichs Staatspräsident Mitterrand wenige Tage vor dem Europareferendum der Franzosen zu Maastricht – einer Zitterpartie. Ein «Nein» der Franzosen hätte Mitterrands politisches Ende bedeuten können. Termingerecht drang sein «Prostatakrebs» an die Öffentlicheit. Sollte damit «Stimmung» gemacht werden? Ein französisches Sprichwort besagt: Auf einen Krankenwagen schießt man nicht. Hat man mit der Veröffentlichung auf diesen Effekt spekuliert? Eine akute Lebensbedrohung geht von einem solchen relativ langsam wachsenden «Alterstumor» nicht aus. Wollte man über die Mitleidswelle «Krebs» die französischen Skeptiker zur treuen Gefolgschaft mit ihrem kranken Staatspräsidenten bewegen? Zur Erfüllung des «letzten Willens» eines alten kranken Mannes? Die französische Börse jedenfalls reagierte prompt.

Auch der dramatische Zusammenbruch von US-Präsident Bush auf japanischem Hoheitsgebiet während eines Banketts, bei dem er vor laufenden Kameras unter den Tisch sank, ließ die Wallstreet umgehend erzittern. Die dramatischen Bilder gingen stündlich um die Welt. Ein US-Präsident am Boden – und noch dazu auf japanischem –, so etwas beeinflußt die Börsenpsychologie. Bei diesem Anlaß wurde jedem das betagte Alter des mächtigsten Mannes der Welt, der sich sonst so bewußt dynamisch und jugendlich gibt, wieder schlagartig bewußt. Das «Was käme danach?», die Aussicht auf den wenig geschätzten Vizepräsidenten stürzte die Anleger in Panik. So kann die Gesundheit oder Krankheit eines einzelnen Mannes zu finanzpolitischen Hurrikans führen. Und die Medien: Sie liefern den Stoff dazu und haben durch die Auswahl der Bilder und ihrer Aufbereitung erheblichen Einfluß.

Auf den ersten AIDS-Fall aus der aktuellen Politik wartet die Szene gespannt. Das wäre ein gefundenes Fressen für das «ratpack», das Rattenpack, wie die rüde Journalistenmeute in England heißt. Aber auch in Deutschland hätte ein aktiver Politiker mit der Diagnose «AIDS» schlechte Karten. Die Vorurteile sind so gigantisch, daß er mit dieser Krankheit in den Medien gebrandmarkt wäre, egal, wobei er sich infiziert hätte.

DER KNALLHARTE DEAL
oder
«SEE YOU AT THE NEXT DESASTER»

Solange ich denken kann, leben wir hier in Deutschland auf der Sonnenseite des Weltgeschehens. Warm, trocken, satt, von Katastrophen und Kriegen verschont. Nur allzu sinnvoll und angebracht sind daher die Spendenappelle und Aufrufe zu Solidarität mit den Benachteiligten dieses Planeten und den Opfern von Naturkatastrophen.

Es ist immer wieder erstaunlich, wie viele Menschen sich angesprochen fühlen, wenn uns über die Medien das Elend in anderen Teilen der Erde vor Augen geführt wird – und das ist gut so. Vor allem die Vertreter der älteren Generation haben noch eine lebhafte Erinnerung an Zeiten, in denen sie selbst mit Flüchtlingstrecks den Wirren und Nachwirren des Zweiten Weltkriegs entflohen sind.

Neben den staatlichen Hilfen im Rahmen von Entwicklungshilfe und Soforthilfeprogrammen stehen jährlich circa 250 Millionen DM an privaten Spendengeldern zur Verfügung – allein in den ersten zehn Monaten 1992 waren es 217 Millionen. Diese Millionenbeträge wollen verteilt werden. Zahlreiche Organisationen bieten sich dafür an. Doch der gutmütige Spender weiß in der Regel wenig über die Hintergründe und Strukturen solcher Gruppierungen.

Mittlerweile ist um diesen lukrativen Spendenkuchen ein häßlicher Konkurrenzkampf der Organisationen untereinander entbrannt. Er eskaliert jedes Jahr in der Vorweihnachtszeit. Da es sich bei den meisten Hilfsorganisationen um eingetragene Vereine mit sozialem Auftrag handelt und da die Spenden auch noch absetzbar sind, beginnt ab Oktober der Kampf der Samariter um die beste Position der vorgedruckten Spendeneinzahlungsbelege bei Banken, Sparkassen und Postämtern. Absetzbare Brüderlichkeit. Welches Formular günstig liegt – also in Griffnähe –, wird erfahrungsgemäß am ehesten ausgefüllt.

Besonders clevere Organisationen haben sich mittlerweile schon zu Gemeinschaftsunternehmen mit Fernsehsendern und Zeitungen zusammengeschlossen, um die medienmäßige Aufbereitung zu garantieren und den Erfolgsnachweis schnell zu publizieren – und um weitere Spendenaufrufe zu plazieren.

Hinter Elendsbildern im Fernsehen oder in den Printmedien wird flugs das Spendenkonto einzelner ausgewählter Hilfsaktionen eingeblendet. Wobei der Laie den Eindruck gewinnt, als ginge seine milde Gabe unmittelbar und gezielt der soeben gesehenen Notlage zu: dem Kind mit dem Hungerbauch, der weinenden Mutter. Schön wär's. Ich würde keine Zeile darüber verlieren, wenn ich nicht einschlägig andere Erfahrungen gemacht hätte.

Beim Deutschen Roten Kreuz e. V. wird beispielsweise immer das gleiche Konto (Nummer 41 41 41) eingeblendet, ein Sammelkonto. Egal ob ein Staudamm in Südamerika bricht, oder ob ein Erdbeben in Armenien Tausende Menschen obdachlos macht, oder ob zu Hilfe für die Flüchtlinge aus dem zerfallenen Jugoslawien aufgerufen wird – das Geld wird zunächst auf das Konto 41 41 41 erbeten.

Besonders bei notleidenden oder kranken Kindern greifen die Bundesbürger gern und großzügig ins Portemonnaie. Das soll auch so bleiben, sofern sichergestellt ist, daß zumindest die medizinische Hilfe auch wirklich schnellstmöglich dorthin kommt, wo sie so dringend gebraucht wird.

Tatsächlich jedoch lassen Verteilung und Verwendung manchmal zu wünschen übrig. Von den Spenden für die Erdbebenopfer 1988 in Armenien lagen noch Jahre später Millionenbeträge auf den Festgeldkonten der DRK-Zentrale in Bonn. Dies wurde sogar öffentlich bestätigt, doch von niemandem ernsthaft weiterverfolgt. Es hieß, das Geld sei zwar «verplant», aber noch nicht ausgegeben. Das hatten sich die vielen hilfsbereiten Rentner, der Familienvater oder die Schüler, die ihr Taschengeld opferten, sicher ganz anders vorgestellt. So war die spontane Hilfe einer mitfühlenden Öffentlichkeit nicht gedacht.

Langfristige Projekte und Investitionen für die Opfer von Krieg, Hunger und Naturkatastrophen werden auch über das Entwicklungshilfeministerium abgewickelt, vor allem in den Ländern der dritten Welt. Die spendenden Menschen in der Bundesrepublik wollten die akute Not der Erdbebenopfer in Armenien lindern helfen. Es war Winter, und es gab Tausende von Schwerverletzten. Ökonomische Interessen – wie die Schaffung neuer Absatzmärkte für bundesdeutsche High-Tech-Produkte – hatten die Bürger, die spontan ins Portemonnaie griffen, garantiert nicht im Sinn.

Katastrophenkonkurrenz

Beim Konkurrenzkampf um die Spenden sind die Rollen eindeutig verteilt. Wer die spektakulärsten Meldungen von «Hilfsleistungen» vorweisen kann und die Medien großzügig mit rührenden Bildern bedient, hat größte Chancen, samt Kontonummer über die Fernsehschirme zu flimmern. Außerdem sitzen Vertreter der großen Hilfsorganisationen als Interessenvertreter sogenannter «repräsentativer Gruppen» in den allmächtigen Kontrollräten der großen öffentlich-rechtlichen Sender.

«Das ist *meine* Katastrophe», wird in Insiderkreisen über diesen Run auf die Spenden gewitzelt. Mitunter kann man sich des Eindrucks der Effekthascherei und des gezielten Drucks auf die Tränendrüse nicht erwehren. Jeder will ein möglichst großes Stück aus dem privaten Spendenkuchen für seine Organisation ergattern.

Die Vielzahl von größeren und kleineren Hilfsorganisationen (insgesamt rund 20000, davon 200 große) macht die Entscheidung für den spendenwilligen Bürger schwer. Wem gebe ich mein Geld? Wem stelle ich den Inhalt meines Sparschweines oder die Klassenkasse zur Verfügung? An welche Institution sollen Großkonzerne den noch nicht ausgereizten Spendenetat überweisen? Die Auswahl ist groß, die Vertrauenswürdigkeit sehr unterschiedlich. Natürlich muß geholfen werden, die Not ringsum ist riesig, aber bitte sinnvoll und unbürokratisch.

Neben den vielen Großen gibt es zunehmend mehr kleine «Tür-zu-Tür»-Aktionen, die ohne große Administration mit viel Phantasie und eigenem Engagement Hilfe bringen. Ich persönlich gebe heute aus leidvoller Erfahrung diesen kleinen Organisationen, wie dem «Notärztekomitee Cap Anamur», oder privaten Gruppierungen den Vorzug. In der ehemaligen Sowjetunion sind orts- und mentalitätskundige Einzelakteure mit seriösen Verteilungskontakten, wie Louis Fisher-Ruge oder der damalige Botschaftsarzt in Moskau, Dr. Martin Friedrichs, gute Adressen.

Rupert Neudeck, der couragierte und tatkräftige Präsident des Notärztekomitees Cap Anamur, spricht in seinem neuen Buch *Das Versagen des Humanismus* deutlich aus, was sich mit meinen eigenen Erfahrungen und Erlebnissen mit einer Großorganisation anläßlich meines Aufenthalts in Armenien deckt. Was er im Zusammenhang mit der Entwicklungs- und Umweltpolitik in der dritten Welt beschreibt, trifft auch für manche humanitären Hilfen im Osten Europas zu: «Wir tun überall so, als ob wir täten», zitiert er Tucholsky, der in breitestem Berlinerisch ergänzte: «Det is een scheenes Jefieehl.» «Die Jugend Europas und Afrikas wird sich das nicht mehr lange gefallen lassen. Das Grundprinzip der Politik in Europa ist – die Heuchelei. (...) Man sagt so, aber man handelt anders», faßt er seine Erfahrungen zusammen. Der arglose Bürger erfährt davon nur wenig.

Mitleid ist auf eine unangenehme Weise geschäftsträchtig und damit gesellschaftsfähig geworden. Unter dem Signum der Hilfsbereitschaft gewinnen spendable Unternehmen öffentliche Aufmerksamkeit und Werbepräsenz in der Hauptsendezeit – den Nachrichten. Das gilt für Spielzeug wie für Nahrungsmittel, die als Sachspende deklariert werden.

Mit bürgerlicher Wohlanständigkeit besänftigen wir unser schlechtes Gewissen. Wir, die wir (noch) im Wohlstand leben, betrachten «Charity», wie Wohltätigkeit im angloamerikanischen Sprachraum und neuerdings auch bei unserer Schickeria heißt, als gesellschaftliches Muß.

Besonders die Gattinnen betuchter Manager widmen sich standesgemäß der Wohltätigkeit, sorry: «Charity». Neben der Suche nach einer «sinnvollen» Beschäftigung für die unausgefüllte Gattin und vielleicht auch echter Hilfsbereitschaft steckt häufig klares Kalkül hinter solchem «sozialen Engagement» – besonders, wenn es sich spektakulär vermarkten läßt. Denn wer käme bei «Charity» schon auf den verwegenen Hintergedanken, daß die gesellschaftlichen Edelmeetings und Galas bei Lachs und Kaviar, in Smoking und Glitzerkleid vielleicht auch der geschickten Kontaktaufnahme mit dem finanzstarken Geldadel und der Politik und somit geschäftlichen Interessen des Göttergatten dienen könnten?

«Charity», diese geschickt inszenierte Wohltätigkeit, macht

selbst die übelsten Edelrabauken und Parvenüs schlagartig hoffähig. Und die Presse freut sich über viele schöne bunte Bilder von «vielen schönen bedeutenden Menschen», die sich dort für einen «guten Zweck» versammeln.

Abflug nach Eriwan

Ich will versuchen zu beschreiben, wie meine ernüchternden Erfahrungen zustande kamen. Es begann mit dem schlichten Wunsch zu helfen.

Als ich die ersten Bilder von der Erdbebenkatastrophe in Eriwan im Fernsehen sah, wurden vor meinem Auge schlagartig die katastrophalen Zustände der sowjetischen Notfallmedizin wieder lebendig, die ich ein Jahr zuvor in einem der größten Krankenhäuser in Moskau kennengelernt hatte. Mir war klar, welche desolaten Bedingungen für die Behandlung der Erdbebenopfer in Eriwan, also in der Peripherie dieses Riesenlandes, herrschen mußten.

Als Intensivmedizinerin konnte ich mir ausmalen, wie es dort bereits am ersten Tag in den Krankenhäusern aussehen mußte, falls die Menschen überhaupt den Transport in die Klinik überlebten. Nach meinen Erfahrungen und Einschätzungen fehlte es dort an allem, und die im Katastrophengebiet tätigen Ärzte mußten mit Tausenden von Notfallpatienten bereits innerhalb der ersten Stunden hoffnungslos überfordert sein.

Ganz spontan entschloß ich mich, meine Mithilfe anzubieten, erklärte mein Anliegen meiner Familie und organisierte die Oma zur Betreuung der Kinder. Mein Wunsch, selbst dorthin zu fahren, machte durchaus Sinn, denn als Intensivmedizinerin brauchte ich keine Sprachkenntnisse. Die medizinische Hilfe in Notfällen ist überall auf der Welt ähnlich, die Handgriffe sind tausendfach geübt. Man versteht sich ohne Worte. Was man vorfindet, ist eindeutig.

Also rief ich zunächst im Auswärtigen Amt und später bei Dr. Friedbert Pflüger in Bonn an, dem damaligen Pressereferenten des Bundespräsidenten, und bat ihn um schnelle Vermittlung. Kurz darauf kam ein Anruf vom Deutschen Roten Kreuz, denn nur mit einer offiziellen Gruppierung konnte ich nach Eriwan fliegen.

Doch dann begann das unsinnige Warten. Es dauerte vier volle Tage, bis unsere Maschine endlich vom Flughafen Köln-Bonn abhob. Es mußten Chartermaschinen aus Afrika herbeigeschafft werden, obwohl die Bundeswehr über erhebliche Transportkapazitäten verfügt und auch ein privater Chartermarkt in Deutschland zur Verfügung steht. Doch der war dem Deutschen Roten Kreuz zu teuer, wie ich später erfuhr.

Für eine Intensivmedizinerin, die bei Notfallpatienten gegen die Zeit arbeiten muß, war dieses Warten eine Tortur. Nach zehn oder elf Tagen ist eine Akutversorgung überflüssig; dann ist der Patient entweder tot oder so schwer geschädigt, daß intensivmedizinische Hilfe nur noch Routine abwickelt. Als Orthopäde oder Chirurg hätte ich auch später noch sinnvoll arbeiten können. Erste Hilfe aber muß – wie der Name schon sagt – sofort einsetzen.

Wir flogen zu meinem großen Erstaunen mit einer Passagiermaschine, die nur mit wenigen Leuten besetzt war – und gänzlich ohne medizinisches Material. An Bord waren lediglich ein paar Rot-Kreuz-Helfer und jede Menge Presse: ARD- und ZDF-Fernsehteams, ein Kameramann von *Spiegel TV*, ein Reporter des *Spiegel*, Fotografen und Texter der großen Agenturen sowie Vertreter der Tagespresse. Auf Nachfrage wurde mir versichert, die medizinischen Hilfslieferungen kämen mit der nächsten Maschine sofort nach. Warum das Flugzeug nicht bis zum Rand mit notfallmedizinischem Gerät vollgepfropft wurde, bleibt mir bis heute ein Rätsel. Ein Team aus meiner alten Klinik durfte ich nicht mitnehmen, bürokratische Hindernisse ließen das nicht zu, obwohl einige Kollegen und Schwestern spontan bereit waren, mitzufliegen.

In weiser Voraussicht hatte ich mich wenigstens mit einem tragbaren Notfallkoffer ausgerüstet; so hatte ich das notwendige Minimalhandwerkszeug wenigstens bei mir. Im Flugzeug legte man mir ein Formular zur Unterschrift vor. Neben Formalien stand dort auch ein Satz, der sinngemäß die Verpflichtung zu Stillschweigen über die Erfahrungen dieses Einsatzes enthielt. Ich habe diesen Passus durchgestrichen und nicht akzeptiert. Es gab doch wohl nichts zu verbergen.

Um zwei Uhr nachts in Eriwan angekommen, tat sich erst einmal gar nichts. Wir wurden vom Leiter des DRK-Einsatzes angehalten, im völlig überfüllten Hotel auf die Ankunft der Folgemaschinen zu warten. Das Hotel war wie eine Bahnhofshalle. Überall lungerten Helfer aller Nationalitäten auf Bänken und Sesseln herum, manche schliefen sogar auf den Treppenabsätzen. Am Hoteleingang stand ein großer Samowar, an dem sich jeder mit heißem Tee bedienen konnte. Es herrschte ein babylonisches Sprachgewirr bis tief in die Nacht.

Immer wieder kamen erschöpfte Rettungstrupps und dreckverschmierte Soldaten, mit Gasmasken gegen den Verwesungsgeruch, aus den Erdbebengebieten zurück. Über die Not der Opfer herrschte kein Zweifel. Aber man konnte auch erfahren, daß bereits die meisten Verletzten in die zentralen Krankenhäuser von Eriwan verteilt worden waren.

Es herrschte Ausnahmezustand: Wenn sich nach elf Uhr nachts noch jemand unbefugt auf der Straße bewegte, wurde scharf geschossen. Der Nationalitätenkonflikt zwischen Armeniern und Aserbeidschanern war schon lange vor dem Erdbeben auf dem Siedepunkt, und die Zentralregierung in Moskau hatte sowjetische Truppen geschickt, um eine Eskalation und Plünderungen in diesem Chaos zu vermeiden. Die Armenier fühlten sich bevormundet und bedroht. Unmittelbar vor dem Hotel standen sowjetische Panzer, die ihre Geschoßrohre drohend in die Gegend hielten.

Ich war des unsinnigen Wartens im Hotel müde und erkundigte mich nach einem Krankenhaus. Von der Concierge ließ ich mir in kyrillischen Zeichen den Namen einer großen Klinik auf einen Zettel schreiben und machte mich per Anhalter allein auf den Weg. Was sich im Ereboni-Krankenhaus abspielte, hat meine schlimmsten Befürchtungen noch weit übertroffen.

Innerhalb weniger Stunden waren sämtliche vorhandenen Intensivstationsbetten von Eriwan langfristig besetzt. Circa 20000 Menschen wurden tot geborgen, und die normale Bettenkapazität von 5000 Betten für die ganze Stadt Eriwan war an einem Nachmittag belegt. Für die Versorgung der meisten Erdbebenopfer mit lebensgefährlichen «Crush-Syndromen» nach großen Quetschungen und Mehrfachbrüchen reicht darüber hinaus ein normales Krankenhausbett nicht aus. Sie gehören unbedingt auf eine Intensivstation mit Beatmungsmöglichkeiten und Dialyse. Ein Krankenhaus wie das «Ereboni» verfügte aber nur über wenige Intensivbetten, und die waren sofort belegt; auch im Brochian-Krankenhaus standen ganze 20 Intensivbetten mit nur vier Beatmungsgeräten zur Verfügung.

Chaos, Chaos, Chaos

Überall wäre sinnvolle praktische Hilfe dringend vonnöten gewesen. Die nachströmenden Opfer konnten nur noch in Notbetten auf den Fluren der völlig überfüllten zentralen Krankenhäuser «gestapelt» werden. Und ständig kamen neue Nottransporte an. Es fehlte an allem; die übernächtigten armenischen und russischen Ärzte mußten sich mit primitivsten Mitteln behelfen. Viele Menschen, denen man unter normalen Umständen hätten helfen können, mußten jämmerlich sterben.

Und aus Deutschland – kamen große Ankündigungen. Ich stand in den Kliniken mit leeren Händen, der Vorrat meines selbst mitgebrachten Notarztkoffers war in Windeseile verbraucht. Tagelang warteten wir auf den angekündigten Nachschub an Material und Medikamenten aus den Depots des Deutschen Roten Kreuzes. Von den Millionensummen, die die vielen wunderbaren mitfühlenden Menschen in Deutschland spontan gespendet hatten, kam – zumindest in den Krankenhäusern, in denen ich war – über Tage nichts an. Intensivmedizinische Hilfe macht aber nur Sinn, wenn sie sofort erfolgt.

Tagelang irrten die mit Hilfsgütern vollbeladenen Transportmaschinen aus Deutschland über sowjetischem Hoheitsgebiet umher. Ich erinnere mich an einen Tag, wo die drei angekündigten Flugzeuge angeblich in Moskau, in Tiflis und in Baku stehen sollten. Nur dort, wo sie dringend hingehörten, in Eriwan – kam keines von ihnen an.

Die Situation vor Ort wurde immer verzweifelter. Auch ich hatte nichts als meine bloßen Hände und die Bereitschaft, völlig erschöpfte Kollegen bei der Arbeit unter diesen erbärmlichen Bedingungen abzulösen. Und selbst von dieser Minimalbereitschaft war bei einigen Verantwortlichen wenig zu spüren. Statt irgendwo in den Krankenhäusern Eriwans mit anzupacken, saßen sie lieber in der Lobby des Hotels oder an der Bar und warteten auf bessere Tage.

In den Kliniken herrschten Lazarettbedingungen wie zu Zeiten des Ersten Weltkrieges: Gasbrandinfektionen – diese verheerenden Wundkeime; Herzinjektionen wurden mit ein und derselben unsterilen Nadel an verschiedenen Patienten gemacht, die Blutfetzen des Vorgängers klebten noch an der Nadelspitze – weil es keine neuen gab; aufwendige Kathetertechnik zur schnellen Infusion und Flüssigkeitsbilanzierung – wie in Deutschland üblich – stand überhaupt nicht zur Verfügung; Rückenmarksnarkosen bei Beinamputationen wurden ebenfalls mit einer völlig unsterilen Nadel durchgeführt, die anschließend wieder – ungesäubert – in einem einfachen kleinen Holzkästchen in der Kitteltasche verschwand.

Unter diesen Umständen mußten die armenischen Ärzte dort arbeiten – weil es keine andere Möglichkeit gab. Und unter diesen Umständen begann später der wortführende Chirurg des Deutschen Roten Kreuzes – vor laufenden Kameras – einen hirnrissigen akademischen Disput mit dem verzweifelten Chefarzt des «Ereboni»-Krankenhauses in Eriwan über Sterilität und Operationsbedingungen, die in Deutschland doch wesentlich besser seien.

In einem Operationssaal habe ich ihn dort nicht arbeiten sehen. Er wartete lieber ab, bis endlich, elf Tage nach dem Erdbeben, der große Medizintransport des DRK eintraf. Viel zu spät, mit unpassendem Gerät und ohne zuvor die entsprechende Logistik organisiert zu haben (Benzin etc.).

Zu einem Zeitpunkt, als die anderen Hilfsorganisationen wie «Médecins sans Frontières» – Ärzte ohne Grenzen, aus Frankreich –, die Israelis oder die Holländer längst aus dem Katastrophengebiet wieder zurückkehrten – weil dort bereits wegen Seuchengefahr die Planierungsarbeiten begonnen hatten –, startete die DRK-Truppe eine pressebegleitete theatralische Inszenierung: die Reise in das Erdbebengebiet. Katastrophentourismus nennt man so etwas. In Kolonne fuhren die Rot-Kreuz-Wagen mit der wertvollen Fracht in fast menschenleeres Gelände, mit einem großen Teil der Presse im Schlepptau. Die Hilfsgüter wären derweil dringend mitten in Eriwan gebraucht worden. Dort lagen die Schwerkranken.

Ich habe mich diesem Konvoi nicht angeschlossen. Diesen Katastrophentrip ins weitgehend entvölkerte Erdbebengebiet wollte ich mir ersparen. Mein Vorschlag, in Eriwan zu bleiben, um in den überfüllten Krankenhäusern mitzuhelfen, wurde überstimmt. Ich reiste daraufhin ab, denn ohne Material, das hatten sie ja mitgenommen, war auch ich hilflos.

Kurze Zeit später hat Klaus Bednarz von *Monitor* den Verbleib dieses Konvois und des ambulanten Operationswagens überprüft. Er stand verlassen in verwüstetem Gelände – Katzen haben darin ihre Jungen geboren.

An Mißmanagement war diese Exkursion nicht zu überbieten. Ein ukrainischer Kollege, den ich in Eriwan kennengelernt hatte und mit dem ich bis heute in Kontakt geblieben bin, berichtete mir bei einem späteren Besuch in Deutschland von Unmengen unnützen medizinischen Geräts, das später noch in Eriwan eingetroffen sei. Da paßten die Infusionsverlängerungen nicht auf die Kanülen – waren also nicht benutzbar. Teilweise kamen Medikamente mit abgelaufenen Verfallsdaten an, noch dazu in Schriften und Darreichungsformen, die die sowjetischen Kollegen nicht kannten und mit denen sie infolgedessen nicht umgehen konnten. Außerdem mangelte es weiterhin an den primitivsten Mitteln für die Notfallversorgung.

Statt dessen wurden später technische Geräte und Großgeräte geliefert, für die es dort zunächst gar keine Verwendung gab, weil die elektrischen Anschlüsse oft nicht paßten oder weil die Stromversorgung zusammengebrochen war. Vieles, was sich versetzen ließ, fand natürlich auch den Weg auf den Schwarzmarkt.

Wer in dem Sowjetischen Roten Halbmond, der «Schwesterorganisation» des Deutschen Rotes Kreuzes, eine bedingungslos vertrauenswürdige Partnerorganisation sah, war grenzenlos naiv. Dort saßen natürlich auch Apparatschiks und zwielichtige Gestalten wie überall in diesem System. Mit deutscher Gründlichkeit auf eine Übergabe des gespendeten Materials an diese Leute zu pochen, war gedankenlos.

Avisierte Ansprechpartner waren uninformiert oder längst

abgetaucht. Alles ging drunter und drüber. Aber: man durfte alles machen, nur nicht dumm fragen. Bürokraten ohne Improvisationstalent und Phantasie darf man mit solchen Aufgaben nicht betrauen. Die anderen ausländischen Hilfsorganisationen, auch das Österreichische Rote Kreuz, haben uns vorgemacht, daß es anders ging. Alles war möglich, wenn man nur wollte. Die Not und das Elend waren so groß, daß niemand nach einer Bescheinigung oder Genehmigung gefragt hätte. Die Armenier waren wie gelähmt und dankbar für jede Hilfe.

Die Hilfsbereitschaft der Deutschen zu Hause war grandios. Was ich in Armenien erlebt habe, war dagegen beschämend.

«Geschlossene Gesellschaft»

Ich kam unter abenteuerlichen Umständen allein, das heißt ohne die Expeditionsgruppe des DRK zurück. Eine erste Luftwaffenfrachtmaschine, eine 707, flog ein einziges armenisches Kind mit großem Presse- und Ärztetroß aus Eriwan ins heimische Stuttgart, um vor geladener Presse exemplarisch die grandiose Hilfe der Deutschen in Armenien zu demonstrieren.

Dieses Unternehmen war peinlich, zumal Tausende solcher amputierten Kinder in Eriwan dringend Hilfe gebraucht hätten. Platz wäre reichlich gewesen in dieser Riesenmaschine – aber nein, es sollte wohl nur eine fernsehgerechte Inszenierung sein. Da ich als ungebetener Gast eher zufällig dazustieß, wollten mich der oberste Katastrophenschützer des Bundesinnenministeriums und ein militanter Wortführer des Technischen Hilfswerkes sofort aus dem Flugzeug in Eriwan verbannen. Ich hätte diese Maschine sofort zu verlassen, bellten die beiden mich an. Dies sei eine «geschlossene Gesellschaft».

Da ich schon in der Flughafenhalle erfahren hatte, daß man mich nicht mit zurücknehmen wollte, bin ich gleich nach der Landung der Maschine aufs Rollfeld gelaufen – das ging dort problemlos – und habe den Kapitän selbst gefragt. Gespannt saß ich auf meinem Sitz, den der Kapitän mir zugewiesen hatte, als die beiden Offiziellen sich drohend vor mir aufbauten.

Ich traute meinen Ohren nicht. Eine «geschlossene Gesellschaft» bei einer Erdbebenkatastrophe dieses Ausmaßes; und eine Ärztin darf nicht mit zurückfliegen?

Der zivile Flugbetrieb in Eriwan war zusammengebrochen. Eine andere Möglichkeit, nach Deutschland zurückzukommen, sah ich auf lange Zeit nicht. Vielleicht Tage später, mit irgendeiner sowjetischen Hilfsmaschine nach Moskau, und von dort mit Unterstützung der deutschen Botschaft dann weiter.

Ich wollte zurück und für sinnvollen Nachschub sorgen. Außerdem warteten meine Kinder zu Hause. Ich hatte ihnen versprechen müssen, bis Weihnachten zurück zu sein.

Ich bat den Flugkapitän der Bundeswehr also erneut um Hilfe. Er stellte sich vor mich und gestattete mir couragiert und selbstverständlich den Mitflug – gegen den Willen der Wortführer der «geschlossenen Gesellschaft». Die Maschine war sein Hoheitsgebiet. Hier hatte er das Sagen – Gott sei Dank.

Da ich somit auf der offiziellen Passagierliste stand, erfuhr auch die deutsche Presse von meiner Rückkehr. Man rief mich zu Hause an und wollte der Nation eine Heldin präsentieren. Ich erzählte ihnen, was ich erlebt hatte. Doch damit ließ sich kein Staat machen.

«Das ist aber schlecht, so etwas können wir jetzt nicht bringen. Das unterbricht den Spendenfluß», sagte die Dame vom Fernsehen am anderen Ende der Leitung. Bei der Dame handelte es sich um die Redakteurin einer renommierten Nachrichtensendung. Es verschlug mir die Sprache. Eine zynischere Reaktion konnte ich mir nach der Vorgeschichte, die ich dort erlebt hatte, nicht vorstellen. «Etwas anderes kann ich aber nicht erzählen», antwortete ich fassungslos.

Das Interview hat nie stattgefunden. Statt dessen flimmerten allabendlich Sondersendungen über die grandiose deutsche Hilfe in Eriwan über die Mattscheibe. Ich bekam eine heftige Lungenentzündung und war lange Zeit sprachlos.

Dem Sarkasmus von Katastrophenprofis, wie den kanadischen Führern von Suchhunden, die mir beim Abschied aus Eriwan zuriefen: «See you at the next desaster», stehe ich bis heute irritiert gegenüber.

GESTALTEN STATT VERWALTEN

AUGEN ZU UND DURCH
oder
UMWELT UND GESUNDHEITSPOLITIK

Der Einfluß von Umweltschädigungen auf die Gesundheit rückt viel zu langsam in das Bewußtsein der Ärzteschaft. Und das, obwohl sie tagtäglich damit konfrontiert werden: Vor allem die Hautärzte weisen eindringlich auf auffällige Krankheitshäufungen hin. Jeder Kinderarzt, jeder Hausarzt wird mit den gehäuften Lungenerkrankungen konfrontiert, die auf Schadstoffbelastungen der Luft zurückzuführen sind. Viel eindringlicher als das bisher geschieht, sollten sie ihre ärztliche Verantwortung wahrnehmen und ihren Einfluß auf politische oder ökologische Entscheidungen geltend machen. Sie können am besten beobachten, was mit Menschen, vor allem mit Kindern geschieht, die chronischen Schädigungen ausgesetzt sind. Doch hier ist die Standespolitik erstaunlich zurückhaltend.

Lange Zeit tummelte sich die Schadstoffmedizin in Randgebieten wie der Arbeitsmedizin: bei den Werksärzten oder in den Gesundheitsämtern. Wie sehr der Praktiker um die Ecke oder der Haut- und Kinderarzt mit solchen Folgeschäden konfrontiert sind, haben erst die Beobachtungen der letzten Jahre deutlich gemacht – allerdings in rasantem Tempo.

Schon zu Christi Geburt wußten die Menschen, daß bei der Gewinnung von Schwefel und Zinnober Gefährdungen für die Gesundheit entstehen. Bereits Plinius der Ältere (23–79 n. Chr.) beschrieb diese Schäden als «Berufskrankheit». Und schon in der römischen Kaiserzeit versuchten sich die Arbeiter mit Handschuhen, Stiefeln, Masken und Lüftungseinrichtungen vor krankmachenden Substanzen zu schützen.

Über den österreichischen Ort Idra in Krain berichtete Paracelsus im Jahre 1529, nachdem er an den Arbeitern eines Quecksilberbergwerks und den Bewohnern der Umgebung körperliche Schädigungen beobachtet hatte:

> «secht ein exempel in Nidra: alle die umb un wonent seind krumb und lam, leichtlich erstickt, leichtlich erfrorn, nimer mehr keiner rechten gesundheit wartend.»

Krankheitsursache «Beruf»

Das Wissen um schädliche Wirkungen von vielen organischen und anorganischen Substanzen sowie um die Folgewirkungen ionisierender Strahlen auf den Menschen war also schon früh entwickelt, und es war durchaus umfangreich. Dennoch begann sich erst im 19. Jahrhundert eine gesetzliche Regelung von Arbeitsschutzmaßnahmen zu etablieren. Bemerkenswert ist dabei, daß sich die Ärzte um die Zusammenhänge zwischen Arbeitsbelastungen und Erkrankungen nicht sonderlich kümmerten: «Aus den Reihen der Ärzte kamen kaum Vorschläge, die zur Verminderung der gesundheitlichen Risiken der Fabrikarbeit beitragen konnten», heißt es dazu im *Handbuch der Arbeitsmedizin* von Dupius Konietko.

Erst Mitte des 19. Jahrhunderts gab es die ersten «Fabrik- und Cassenärzte»: Friedrich Engelhorn, der Gründer der Badischen Anilin- und Sodafabrik BASF, stellte als erster Unternehmer 1866 einen Werksarzt ein. Zu dieser Zeit begannen Ärzte, sich für all die Gifte, die als Stäube oder Aerosole auf die Lungen, die

Schleimhäute und die Haut der Arbeitenden einwirkten, zu interessieren.

Schwere Gifte, wie Quecksilberchlorid, Arsenik, Chromsalze, Blei und Phosphor, die durch die Lunge, die Haut und die Verdauungsorgane aufgenommen wurden, sind seit der zweiten Hälfte des 19. Jahrhunderts in wesentlichen Zügen erforscht. Arbeitsprozesse wie das Färben, das Gerben, das Schmieden und die Filzherstellung galten seit diesem Zeitpunkt bereits als gesundheitsgefährdend. Der Zusammenhang zwischen Blasenerkrankungen und dem Gebrauch von Anilinfarben, die Verbindung von Hautgeschwüren und der Arsen- und Chromverarbeitung war schon damals bekannt. Das Absterben von Knochengewebe im Kiefer eines zwölfjährigen Mädchens beispielsweise, das in einer Zündholzfabrik bei hohen Raumtemperaturen arbeiten mußte, wurde bereits 1845 im österreichischen Medizinischen Jahrbuch beschrieben.

Ab Mitte des 19. Jahrhunderts erkannte dann auch der Staat die Notwendigkeit, durch kontrollierte Schutzgesetzgebung dem unkontrollierten Raubbau an der Gesundheit der Mitarbeiter einen Riegel vorzuschieben. Arbeitsbestimmungen und die Definierung von Betriebsunfällen als «Krankheiten der Arbeiter» waren die Konsequenzen aus den Beobachtungen dieser Zeit.

Um den Begriff der Berufskrankheit gab und gibt es in der Öffentlichkeit und auch bei vielen Ärzten einige Verwirrung: Unter Berufskrankheiten (der Begriff ist ein versicherungsrechtlicher Terminus) sind zunächst einmal nur Krankheiten zu verstehen, die die Bundesregierung durch Rechtsverordnung als solche definiert. Solange eine Schädigung nicht in der «Berufskrankheitenliste» steht, ist sie nicht als Berufskrankheit anerkannt. Dabei wird zur Bedingung gemacht, daß die Schäden durch besondere Einwirkungen verursacht sind und daß bestimmte Personengruppen in erheblich höherem Grade diesen Einwirkungen ausgesetzt sind als die übrige Bevölkerung.

Wenn also alle gleichermaßen geschädigt werden, hat die daraus resultierende Erkrankung keine Chance, als Berufserkrankung anerkannt zu werden. Als ob einer weniger geschädigt wäre, weil alle anderen miterkrankt sind.

Der kranke Lebensraum

Wie groß der Einfluß von Umweltgiften auf unsere Gesundheit ist, läßt sich heute besonders an der alarmierenden Zunahme der chronischen Lungenkrankheiten ablesen. Da ist die praktische Beobachtung in besonders belasteten Regionen den wissenschaftlichen Untersuchungen um Längen voraus.

Die gravierenden langfristigen Schäden entziehen sich zur Zeit noch unserer endgültigen Beurteilung, aber alle Anzeichen sprechen für eine bedrohliche Entwicklung.

Die produzierende Industrie und eine für die staatlichen Rahmenbedingungen verantwortliche Politik können die Zusammenhänge nicht länger leugnen. Absichtserklärungen und Gesundbetereien sind hier fehl am Platz. Konkrete, eindeutige und vor allem schnelle Veränderungen sind gefragt.

Doch die Realität sieht anders aus. Große Umweltkonferenzen vertagen sich ohne greifbare Ergebnisse. Täglich jagen sich die Nachrichten über Giftmüll- und Umweltskandale. Jeden Tag wird irgendwo eine andere Schweinerei publik. Neben Arglosigkeit, Raffgier und Skrupellosigkeit spielen zunehmend kriminelle Strukturen eine Rolle. Die Verschleierungs- und Vertuschungsversuche dieser Einzelakteure und ihrer Drahtzieher sind dreist und beängstigend zugleich.

Gesetze wie das Außenwirtschaftsgesetz oder unsere Umweltgesetzgebung werden kaltschnäuzig umgangen, und die überwiegend erfolglosen Strafverfolgungsbehörden hecheln der Entwicklung hinterher. Es hat nicht selten den Anschein, als fehlte auch der politische Wille zum rigorosen Durchgreifen. Nur der Zufall bringt oft Licht in diesen Sumpf.

Es ist aber politisch mehr als kurzsichtig, wenn das Ausmaß und die Risiken der Umweltschäden unterschätzt oder gar verharmlost werden. Die gesundheitlichen Folgeschäden (und Kosten) umweltpolitischer Schlampereien sind schon heute verheerend und werden zu einer schweren Erblast für unsere Kinder. Vor unseren Politikern – vor allem dem Gesundheits- und Arbeitsminister sowie, als Etatverwalter, dem Finanzminister – türmen sich gewaltige Posten im Sozial- und Gesundheitsetat auf, vor denen sie die Augen nicht länger verschließen dürfen.

Nicht nur in der Ex-DDR und in der ehemaligen Sowjetunion, wo erst jetzt in vollem Umfang erkennbar wird, daß eine rücksichtslose Industriepolitik ganze Regionen unbewohnbar gemacht hat, ist mit der Bevölkerung Schindluder getrieben worden. Auch bei uns machen sich die Schlampereien der Vergangenheit zunehmend bemerkbar. Ganze Wohnsiedlungen etwa in der Umgebung von Chemiegiganten (Waldsiedlung Leverkusen) werden unbewohnbar oder müssen als zumindest riskante Lebensräume gelten.

Auffallend ist dabei stets, daß die Kontrollmessungen der offiziellen Behörden und der Umweltschutzorganisationen weit differieren. Wem soll man glauben? Wer verharmlost? Wer dramatisiert? Der ahnungslose Bürger ist darauf angewiesen, korrekte Angaben zu erhalten. Seine Gesundheit liegt bei Umweltschäden in fremden Händen. Er selbst hat nur wenig Einfluß auf das Geschehen. Er kann als Einzelperson so gesund und umsichtig leben, wie er will, gegen massive Umwelteinflüsse, von denen er oft genug nicht einmal etwas weiß, ist er machtlos.

Wie zynisch die Machthaber totalitärer Staaten mit ihren Menschen umgingen, zeigen die regionalen Schäden um Leuna und Bitterfeld und in den Uranabbaugebieten in Thüringen.

Über die Verseuchung der Elbe und die Verunreinigungen des Grundwassers in der Nähe ehemaliger Militärgelände bestehen ja keinerlei Zweifel mehr.

Auch die Agrarlandschaften blieben nicht verschont. Obwohl die Folgen von DDT-Vergiftungen durch Unkrautvernichtungsmittel in der DDR längst bekannt waren, wurden die Gifte weiter eingesetzt. Noch in den Jahren 1983 und 1984 wurden Millionen Liter dieses hochgiftigen Stoffes großflächig versprüht: mehr als 3,7 Millionen Liter auf insgesamt 7350 Quadratkilometer Land.

Die Last der Beweisführung

Die Bewohner ganzer Regionen im Ostteil Deutschlands ließen sich heute nahtlos in die Frühberentung schicken. Ihre Palette an Erkrankungen wäre ausreichend, und dafür können sie nichts. Daß diese Menschen im Schadensfall neben den persönlichen Beschwerden an Leib und Seele auch noch das Problem der Beweisführung gegen die Verursacher haben, ist ein Skandal. Auch wer seine Schädigung am Arbeitsplatz erworben hat, muß zur Erlangung einer Berufsunfähigkeitsrente den eindeutigen Nachweis führen, daß es sich um eine der anerkannten Berufserkrankungen handelt.

Die Verursacher solcher Schäden können sich in der Regel gelassen zurücklehnen, denn kaum ein Betroffener hat die Zeit, die Kraft und die finanziellen Mittel, um gegen Großkonzerne zu prozessieren. Darüber hinaus läuft man Gefahr, das Urteil nicht mehr zu erleben. Jahrelange Prozesse sind die Regel. Es herrscht ein großer Mangel an kompetenten Gutachtern, und Fristüberschreitungen sind an der Tagesordnung. Für die Beweisführung benötigt man außerdem Firmendaten, an die nur schwer heranzukommen ist, sowie nicht zuletzt unabhängige Gutachter, die zunächst einmal bezahlt sein wollen.

Und wer garantiert, daß die gesetzlich vorgeschriebenen Schadstoffmessungen auch wirklich dort abgenommen werden, wo sie abgenommen werden sollen? Daß Meßfühler an Schornsteinen nicht in größeren Abständen angebracht werden, als ordnungspolitisch vorgesehen? Gelegentliche Kontrollen schließen Manipulationen nicht aus. Angesichts der schon heute unzumutbaren Zustände muß die Beweislast umgekehrt und juristischer Druck auf die Produzenten ausgeübt werden; selbst wenn die durchaus berechtigte Sorge besteht, daß überzogene Ängstlichkeiten und Bedenken ganze Produktionsabläufe gefährden könnten.

Die Erfahrungen der Vergangenheit machen wenig Mut auf eine Zukunft ohne strikte Regelungen. Das Vertrauen in die Selbstreinigungskräfte und in die Verantwortung der Industrie ist verständlicherweise nicht mehr allzu groß.

Im Zweifelsfall hat die Politik auf der Seite der Schutzlosen zu stehen, und das sind die Arbeiter und Angestellten in belasteten Betrieben, die Bewohner im Umfeld und vor allem die Kinder. Doch die Politik ist in der Klemme: Einerseits kann sie sich den medizinischen Befunden nicht verschließen, andererseits weiß sie, daß rigorose Umweltauflagen ganze Industriezweige gefährden würden. Und die Verantwortlichen wissen natürlich auch, daß durch einen Produktionsstopp in Deutschland die Produktion einer gefährlichen Substanz keineswegs verhindert, sondern lediglich in andere – weniger kontrollierte – Regionen der Erde verlagert würde. Zu den Ärmsten der Armen, die für ein paar Mark Lohn jedes Risiko übernehmen, wenn sie überhaupt davon erfahren (Bhopal, Indien). Das Problem ist ein globales.

Die heute erkennbaren gesundheitlichen Schädigungen durch Umweltgifte reichen von Allergien über Asthma, von Hautschäden über Leukämien bis zu Gendefekten oder Genmutationen. Manches beginnt harmlos, die Verläufe sind schleichend. Doch immer mehr Menschen erkranken bereits als Jugendliche an chronischen Krankheiten.

Die Zunahme von Pseudokrupp bei Kleinkindern, wie aller anderen Erkrankungen des asthmatischen Formenkreises, oder das gehäufte Auftreten von «Neurodermitis», einer von schwerem Juckreiz und Infektionen begleiteten langwierigen Hauterkrankung, darf nicht unkommentiert bleiben. Bei entsprechender genetischer Disposition ist gerade die Neurodermitis häufig auch noch mit anderen Erkrankungen wie Heuschnupfen und Asthma kombiniert. Die davon betroffenen Kinder sind krank und schwer beeinträchtigt. Auch wenn eine erhebliche psychische Komponente der Neurodermitispatienten zu beobachten ist, ist die Überempfindlichkeit auf Umweltreize nicht wegzudiskutieren.

Mords-Moral

Wo Langzeitschädigungen für die Bevölkerung wahrscheinlich sind und sogar unwiderrufliche Schäden entstehen, ist der Raubbau an unserer Existenzgrundlage unverzeihlich. Doch trotz formaler Kontrollen suchen skrupellose Geschäftemacher immer wieder neue Schlupflöcher. Moral und Ethik haben bei solchen Geschäften kein Gewicht.

Was sind das für Geschäftsleute, die skrupellos hochgiftiges Zeug durch die Gegend karren oder irgendwo entsorgungspflichtigen Müll abladen, statt ihn, wie vertraglich vereinbart, zu entsorgen – ohne Rücksicht auf die Folgen und den Schutz der ahnungslosen Bevölkerung?

Wenn wir Deutschen – wie beim Golfkrieg – sowohl bei der

Giftgasproduktion behilflich sind als auch gleichzeitig den potentiellen Opfern die Giftmasken verkaufen, mag ich mich an den Erfolgen dieser Wirtschaftszweige nicht erfreuen. Was läuft hier falsch? Wo bleiben die Grundwerte einer Hochkultur? Oder waren das immer schon naive Träume?

Im Interesse meiner Kinder will ich mich damit nicht abfinden. Man kann sich einer durch und durch menschenverachtenden Clique von Geschäftemachern nicht kampflos ergeben. Die Chancen stehen schlecht, das weiß ich, aber gerade Ärzte haben die verdammte Pflicht, sich zu diesen Themen zu äußern. Anfangs waren es nur wenige, doch Gott sei Dank kommen immer mehr Kollegen zu dieser Einsicht.

Anfang der achtziger Jahre trat ich mit einigen Fachkollegen aus der Klinik einer internationalen Organisation von Ärzten, der IPPNW, bei, die auf die gesundheitliche Gefährdung der zunehmenden atomaren Bewaffnung und ihre Folgen aufmerksam machen und die Öffentlichkeit auf die Ohnmacht der Medizin bei Katastrophen dieser Art hinweisen wollte. Diese Organisation war gegründet worden, nachdem sich Anfang 1980 drei sowjetische und drei amerikanische Ärzte in Genf getroffen hatten, um dem atomaren Wettrüsten auch ärztlicherseits Paroli zu bieten. Anfangs wurden wir von den meisten ärztlichen Kollegen belächelt und als Sektierer abgetan. Selbst nachdem dieser Organisation 1985 der Friedensnobelpreis verliehen wurde, gab es noch heftige Diskriminierungsversuche seitens konservativer Politiker in diesem Land. «Wir werden euch nicht helfen können», war die klare ärztliche Aussage, die man den Menschen für den Fall einer atomaren Katastrophe vermitteln mußte.

Die Entwicklung und die Aufdeckung von Mißständen hat uns leider recht gegeben. Ein Jahr nach dem Reaktorunfall von Tschernobyl konnte ich in Moskau mit dem damaligen sowjetischen Gesundheitsminister Chasov sprechen und mich über die medizinische Notfallversorgung im Sklifossowski-Krankenhaus – einem Zentralkrankenhaus in Moskau – informieren. Selbst im Zentrum des Sowjetstaates war der Zustand der medizinischen Notfallversorgung katastrophal. Man konnte sich ausmalen, wie die Versorgung und der Standard erst in der Peripherie dieses Riesenlandes aussehen mußte.

Dort in Moskau sah ich im Mai 1987 das erste Mal den heutigen Vizepräsidenten der USA, Al Gore, bei einer Diskussion mit Chasov, Dobrynin, V. Saikin, M. Kusin und Bernard Lown aus den USA. Er fiel mir auf, weil er als junger demokratischer Senator schon damals den direkten Dialog mit der sowjetischen Seite über diese wichtigen Themen suchte. Er wagte sich also zu einer Zeit ins «Reich des Bösen», wie Präsident Reagan die UdSSR genannt hatte, als das für einen amerikanischen Politiker noch sehr ungewöhnlich war. Ein Mann mit Visionen, dachte ich mir, und hielt diese ungewöhnliche Gesellschaft auf einem Foto fest.

Damals überschlugen sich die Ereignisse: Der «Kremlflieger» Rust landete in Moskau, und Gorbatschow begann – nach der Entlassung seines Luftwaffenchefs – mit seinen Reformversuchen. Das starre System bekam Risse, die alten Strukturen bröckelten.

Doch die Verharmlosungsstrategie der offiziellen sowjetischen Politik, was die Folgen des Reaktorunfalls und die Spätschäden für die Bevölkerung betraf, hatte weiterhin Bestand. Erst jetzt dringt das ganze Ausmaß der Schädigungen ans Licht der Öffentlichkeit. Es ist ernüchternd, aber zumindest wurde eines deutlich: Von staatlicher oder medizinischer Seite ist in einem solchen Fall nicht viel zu erwarten, egal in welchem System. Auch unsere hochgelobte Medizin ist bei nuklearen Schäden machtlos; das muß allen klar sein.

Mit der Inszenierung von spektakulären Knochenmarktransplantationen durch den – unter Haematologen äußerst umstrittenen – amerikanischen Professor Gale wurde damals versucht, von dem Ausmaß der wahren Katastrophe und der Ohnmacht der Medizin abzulenken. Der aus der Sowjetunion stammende US-Milliardär Hammer sponserte das Unternehmen. Mit großem Presseaufwand entnahm der Professor den Opfern verstrahltes Knochenmark und versuchte, es durch gesundes Mark zu ersetzen. Insider vermuteten, daß er nicht zuletzt aus wissenschaftlichen Gründen an der Entnahme maximal verstrahlten menschlichen «in-vivo»-Materials interessiert war. Welcher Forscher sonst hatte solch authentisches Material zu Forschungszwecken?

Die Presse aber war befriedigt: Es wurde «was getan». Die Erfolge waren erwartungsgemäß mehr als dürftig. Wie sollte es auch anders sein? Gerade Knochenmarktransplantationen müssen unter hochsterilen Bedingungen vorgenommen werden, und wer jemals ein sowjetisches Krankenhaus von innen gesehen hat, weiß, daß man von Sterilität – zumal unter Katastrophenbedingungen – nun wirklich nicht reden kann. Der Öffentlichkeit wurde aber vorgegaukelt, die Medizin sei mittlerweile in der Lage, auch Strahlenfolgen erfolgreich behandeln zu können. Ein großer Irrtum. Die gesamte Weltpresse fiel darauf herein und zeigte seitenlange hochglanzpolierte Reportagen von dem «großen Retter» der Opfer von Tschernobyl.

Doch die Gefahren lauern nicht nur in solchen Extremfällen. Auch der Alltag unserer Industrienation birgt große Risiken für unsere Gesundheit.

Wie kommt es, daß in vielen Topetagen der Wirtschaft so wenig Rücksicht auf Umweltschäden genommen wird? Wie ist es möglich, daß sich intelligente Menschen schamlos über alle Vorsichtsmaßnahmen hinwegsetzen? Ein Blick auf die Strukturen des Topmanagements ist dabei angebracht: Die Austauschbarkeit der Führungskräfte in der Industrie weltweit und ihre ausschließliche Beurteilung nach kurzfristigen Bilanzen und Gewinnzuwächsen macht deutlich, warum eine langfristige verantwortliche Industriepolitik nicht Raum greift.

Bemerkenswert ist dabei eine Dichotomie, eine Gespaltenheit in der Wahrnehmung des einzelnen. Als Ärztin sind mir Manager begegnet, die persönlich und privat ausgesprochene Gesundheitsfanatiker, in ihrem beruflichen Alltag – unter Erfolgsdruck – aber zu jeder Umweltsauerei bereit waren. Sie hatten nicht einmal Hemmungen, darüber zu reden. «Das weiß doch jeder», hieß es dann, oder: «Wenn wir es nicht verkaufen oder vertreiben, macht es irgendein anderer.» «So ist das nun einmal», flapsten sie dann unter vier Augen, als ginge sie das alles nichts an.

Manche bringen es fertig, als Geschäftsführer morgens den Auftrag zur Verklappung von Giften in der Nordsee oder dem Atlantik zu vergeben, nachmittags der Gesundheit zuliebe mit einem Privatlehrer durch den Wald zu joggen, sich abends auf dem Elternabend über die Dioxinverseuchung des Sportplatzes der Tochter zu empören und später noch die Ehefrau zu ermahnen, doch endlich den Joghurt mit dem grünen Punkt zu besorgen.

Verbrechen an den Kindern

Auch das FCKW, also die fluorierten Chlorkohlenwasserstoffe, die in Treibgasen und in unseren Kühlsystemen vorkommen, zerstören unsere Lebensräume. Das Ausmaß des Ozonlochs über unserem Planeten nimmt ständig und bedrohlich zu; die physikalischen oder chemischen Zusammenhänge lassen sich auch durch hartnäckigste Ignoranz nicht aus der Welt schaffen. Die halogenierten Fluorkohlenwasserstoffe und der massenhafte Ausstoß von CO_2 führen zur Zerstörung schützender Schichten der Erde.

Das Ozonloch, das sich zunächst überwiegend über der Arktis und Antarktis sowie über Australien ausgebildet hatte, zieht immer größere Kreise; mittlerweile ist auch die Nordhalbkugel ausgiebig betroffen. Wenn selbst die NASA, die man nicht gerade der Panikmache bezichtigen kann, entsprechende Daten veröffentlicht, ist Eile geboten. Doch nur zögernd will man auf FCKW ganz verzichten. Solange versucht man sich weltweit in rührenden Minimalrestriktionen, die mit der Schädigung nicht Schritt halten.

Für die Menschen hat das Konsequenzen. Die UV-Strahlung, der kurzwellige Anteil des Sonnenlichtes, führt bei langanhaltender Exposition zu einem Anstieg der Präkanzerosen (Vorstufen zu Zellentartungen) der Haut. Aus manchen können sich dann auch ernste Krebsformen entwickeln. In Australien ist die Häufigkeit des Melanoms – eines der bösartigsten Hauttumoren überhaupt – bereits erschreckend hoch. Auch das gehäufte Auftreten von Sonnenallergien und die Zunahme von Schleimhautreizungen weisen auf nicht mehr intakte Schutzmechanismen hin.

Wenn man sieht, wie selbst Gesteine – zum Beispiel die Fassade des Kölner Doms – unter unserer Luftverschmutzung leiden, braucht man sich über Haut- und Lungenveränderungen der Menschen nicht wundern. Gerade von den Umweltgiften, die die Haut angreifen, oder von schädigender Strahlung sind Säuglinge und Kleinkinder besonders betroffen. Ihre Hautoberfläche ist im Verhältnis zu ihrem Volumen um ein Vielfaches größer als beim Erwachsenen. Außerdem können ihre noch unreifen Organe, wie Leber und Niere, manche Schadstoffe weniger schnell entgiften. Besonders ihnen also hätte die staatliche Fürsorge zu gelten. Doch statt Rücksicht auf ihre ungeschützte Situation zu nehmen, blasen wir ihnen auch noch in Nasenhöhe die Auspuffgase unserer automobilen Gesellschaft ins Gesicht.

Daß sich Kinder vor uns ängstigen, wie ihre Bilder und Aufsätze verraten, daß sie sich von uns Erwachsenen bedroht fühlen, kann man ihnen nicht verdenken. Recht haben sie!

Die Ohnmacht des einzelnen

Besonders gefährlich sind die Strahlenschäden. Sie entziehen sich unserer direkten Wahrnehmung, wir können uns vor ihnen nicht schützen.

Die Zahlen sprechen für sich, und doch bewegt sich wenig: Mehrere hunderttausend Menschen fielen dem Abwurf von Atombomben auf Hiroshima und Nagasaki zum Opfer; 600 000 Tote sind durch die Atomtests in Kasachstan zu beklagen; fast eine halbe Million Menschen starben, weil 1957 ein Plutoniumtank im südlichen Ural explodierte; Tschernobyl forderte bis heute circa 70 000 Menschenleben; und ungezählt sind die Leiden derer, die heute radioaktiv belastet durchs Leben kränkeln. Auf den Streit um die Exaktheit der Zahlen gehe ich bewußt nicht ein, weil er «sophisticated» ist. Unbestritten bleibt, daß unzählige Menschen ihr Leben verloren haben oder schwerstgeschädigt weiterleben müssen.

Auch vor unserer Haustür, durch den inzwischen eingestellten Uranbergbau in Sachsen und Thüringen, sind Tausende von Menschen (etwa 400 000) langfristig erkrankt.

Vor den Folgeschäden von Strahlen ist niemand geschützt, vor allem, wenn er von seiner möglichen Gefährdung nichts weiß, weil die Verantwortlichen die Risiken verschleiern. Bei Strahlenschäden versagen die menschlichen Schutzreflexe. Strahlung sieht man nicht, man riecht sie nicht, man spürt sie nicht. Sie ist die gemeinste aller Gefährdungen.

Vor Verbrennungen können wir flüchten: Hitze und Schmerz

treiben uns aus der Gefahrenzone. Bei vielen giftigen Gasen warnt uns die Nase oder das Tränen der Augenschleimhäute. Gefährliche Strahlung aber befällt uns schleichend.

Der ahnungslose Mensch ist ihr schutzlos ausgeliefert. Viele Mitarbeiter an früheren militärischen Experimenten wußten nichts von den Risiken, denen sie ausgesetzt waren, und verantwortungslose Wissenschaftler, Politiker und Militärs haben sie ins Messer rennen lassen. Selbst um die Verantwortung für die Folgeschäden versuchen sie sich heute zu drücken.

Wo die eigene Wahrnehmung von Gefahr versagt, ist ein Maximum an Aufklärung und Vorsorge für die bedrohten Menschen zwingend erforderlich. Von der Illusion des Selbstschutzes müssen wir uns lösen. Risikovermeidung heißt also die Devise, denn Schadensbekämpfung gibt es aus ärztlicher Sicht nicht. Die verheerenden Folgen werden meist erst viele Jahre später bemerkt. Das Leid der Menschen überdauert die wissenschaftlichen Versuche: ob in der Nähe von Atomtestgeländen in Nevada oder in der autonomen chinesischen Republik Xinjiang, ob in Kasachstan oder bei den Tuaregs im Süden Algeriens.

Aufklärung aber war noch nie die Domäne derer, die mit radioaktivem Material experimentierten. Anfangs waren sie bestenfalls ahnungslos, später zynisch und rücksichtslos. Besonders schnell wachsende Zellen und Keimgewebe (also die Schilddrüse, das Knochenmark und die Keimdrüsen) sind sensibel für radioaktive Strahlung. Erst nach Jahren fielen den Opfern die Haare aus, erkrankten sie an Leukämien, Hautkrankheiten und sekundärer Sterilität.

Not kennt kein Gebot

Eine ganz neue, hautnahe Dimension radioaktiver Bedrohung im Alltag – sozusagen durch den Nachbarn – hat im Herbst 1992 die Deutschen erschüttert. Was sich insgesamt an vagabundierendem Strahlenmaterial durch Europa bewegt, seit der Zerfall des Ostblocks kriminellen Banden den schwungvollen Handel mit nuklearem Material ermöglicht, ist kaum vorstellbar.

Da schmuggeln im Sommer 1992 zwei polnische und deutsche Verbrecher (zwischen 23 und 33 Jahren!) hochradioaktives Caesium 137 aus den Beständen der ehemaligen Sowjetunion ungeschützt von Litauen bis in die Schweiz, um es dort gewinnbringend verscherbeln zu können. Sie hielten es für wertvolles Osmium 187, was dort für 30000 bis 100000 Dollar pro Gramm den Besitzer wechseln sollte. Sie trugen ihre «wertvolle» Fracht in einer Blechkiste am Körper – und zogen sich dabei schwerste Strahlenschäden zu.

Aus einem Schließfach des Frankfurter Hauptbahnhofs mußten Feuerwehrleute 20 Gramm des hochradioaktiven Caesium 137 entfernen. Zeitgleich fanden sich in Frankfurt in einem Auto mit polnischem Kennzeichen 20 Gramm des Betastrahlers Strontium. Wir werden uns an solche Nachrichten gewöhnen müssen. Not kennt offensichtlich kein Gebot.

Wo die «schnelle Mark» das Denken bestimmt, ist eben Rücksichtslosigkeit an der Tagesordnung. Selbst die Sorge um die eigene Gesundheit scheint solche Dealer von ihren kriminellen Machenschaften nicht abzuhalten, falls sie überhaupt wissen, womit sie da durch die Gegend fahren. Vermutlich waren sie aber auch nur «nützliche Idioten» – Boten für Mafiagruppierungen. Für ein paar Mark riskieren die armen Teufel ihr Leben, und den eiskalten Hintermännern ist das völlig egal. Ungute Zeiten.

Sind denn alle verrückt geworden?

SEEHOFERS COUP
oder
DIE VERTANE REFORMCHANCE

> Wer die Zunge herausstrecken kann,
> kommt nicht in die Gefahr zu nicken,
> wenn er eigentlich den Kopf schütteln möchte.
>
> *Peter Sloterdijk*

Der vorerst letzte Versuch, das gesetzliche Krankenversicherungssystem auf eine finanzierbare Grundlage zu stellen, hat uns zum 1. Januar ein neues Gesundheitsstrukturgesetz beschert (GSG 93).

Doch auch die hochgelobte Seehofer-Reform greift zu kurz. Sie gleicht wieder nur einem der vielen Finanztricks aus dem derzeitigen Bonner Politvarieté. Eine Politik des schönen Scheins ohne inhaltliche Reform, welche lediglich die Defizite in den einzelnen Ressorts geschickt – nach dem System von kommunizierenden Röhren – in die jeweils opportune Gruppierung «umshiftet».

Ohne deutliche Worte und klare Entscheidungen wird der Bürger auch weiterhin überzogene Ansprüche haben und dafür durch Vernebelungsfinanzierungen kräftig selber zahlen. Der Mut zu sinnvoller Leistungsbegrenzung hat der Politik auch diesmal wieder gefehlt. Sinkende Reallöhne durch Lohnstopps bei steigender Inflation, Nullwachstum in der Wirtschaft: Wäre nicht jetzt endlich der Zeitpunkt gewesen, den Bürgern klar zu sagen, daß nur noch Notwendiges aus Solidartöpfen bezahlt werden kann und etabliertes Anspruchsdenken fehl am Platze ist? Schon zu Zeiten wirtschaftlicher Prosperität hätten die Fehlentwicklungen unserer Gesundheitspolitik – die seit langem erkennbar waren – mit vereinten Kräften revidiert werden müssen. Nicht erst die sich jetzt abzeichnende Rezession der Wirtschaft zwingt uns, neue Verteilungsmuster zu entwerfen.

Wir leben weit über unsere Verhältnisse, und das seit langem: Überall fehlt es an Geld, die Staatsverschuldung mit allen Schattenhaushalten liegt bei weit über zwei Billionen DM. Steigende Kosten für den Lebensunterhalt (Mieten, Benzin, Nahrungsmittel, Bahn, Post etc.), steigende Abgaben und Gebühren in nahezu allen Bereichen, von der Müllabfuhr bis zu den Straßengebühren: Überall spürt der Bürger, wie die Schere zwischen Einnahmen und Ausgaben auseinandergeht.

Mit einem erneuten Solidaritätszuschlag zur Finanzierung der Erblast des SED-Regimes von insgesamt etwa 400 Milliarden DM – wie auch immer dieser dann genannt wird – sollen die dringendsten Löcher gestopft werden. Die fünf Wirtschaftsweisen haben eine auf fünf Jahre befristete Zusatzabgabe von sieben Prozent vorgeschlagen.

Die Bürger in diesem Land haben doch längst begriffen, daß es brennt. Warum also jetzt nicht auch eine grundlegende Reform des Gesundheitswesens, sondern der bewährte Griff in die Trickkiste von Zuzahlungen und Selbstbeteiligungen im Gesundheitsbereich?

Schon in den siebziger Jahren bekam der Kahn «Gesundheitswesen» Schieflage. Leistungsausweitungen und die demographische Entwicklung führten dazu, daß die Einnahmen nicht mit den Ausgaben Schritt hielten. Massive kommerzielle und technokratische Fehlentwicklungen in der Medizin wurden von der organisierten Ärzteschaft geduldet und sogar abrechnungstechnisch gefördert. Eine Kettenreaktion wurde in Gang gesetzt. Den anderen «Gesundmachern», der pharmazeutischen Industrie und dem Medizintechnikkomplex, konnte diese Entwicklung nur recht sein; sie trugen nach Kräften dazu bei.

Und die Politik? Die gab ihren populistischen Segen. Sie stellte sich allzu bereitwillig auf die Seite des «Fortschritts» und verteilte wahlpolitisch opportune soziale Segnungen, ohne die Kostenseite im Auge zu behalten. Als die ersten statistischen Hochrechnungen den fatalen Trend offenbarten, wurde zu lange gezögert. Auch die Wirkung der als «Jahrhundertreform» gepriesenen Blümschen Reformen verpuffte. Die darin eingeleiteten Reglementierungsmaßnahmen waren halbherzig und ließen den Mut zu tiefgreifenden Änderungen vermissen. Also blieben sie weitgehend zahnlos. Wie der damals mitbeteiligte spätere Minister Seehofer heute bestätigt, wurde die Reform «verwässert». Unter dem Druck von mächtigen Interessenvertretern und Lobbyisten wurden entscheidende Bereiche wie die Krankenhausversorgung ausgeklammert und Solidarbeiträge der pharmazeutischen Industrie nicht entschieden genug eingefordert. Der damals gewählte Reformansatz erwies sich als bürokratischer Irrweg.

Die Machtkartelle der Gesundheitsbranche beißen bei politischen Sparplänen postwendend zurück. Sobald jemand ihre Erbhöfe anrührt, reagieren sie reflexhaft bösartig: Mit dem Druckmittel «Arbeitsplätze» von seiten der Industrie oder mit der von den Ärzten angedrohten Politisierung der Wartezimmer, wo jeden Tag Millionen beeinflußbarer Menschen unter subtilen Druck gesetzt werden können, ließ sich die Politik zu lange einschüchtern. Notwendige gravierende inhaltliche Weichenstellungen blieben aus.

Verteilungskämpfe

Bei allen Überlegungen zu Kosteneinsparungen muß man sich über die Strukturen der Entscheidungsträger im klaren sein. Folgende Prämissen sind dabei zu berücksichtigen: Die *Funktionäre* von Ärzte- und Zahnärzteschaft sowie von Apothekern, die

Verbandspolitiker und die *Lobbyisten* von Pharmaindustrie und Medizintechnik sind gewählte und zumeist hochbezahlte Vertreter ihrer Gruppierungen. Sie haben ausschließlich deren Interessen zu vertreten. An einer echten Kostendämpfung mit Umsatzeinbußen ihrer Klientel können sie, qua Amt, gar nicht interessiert sein.

Die *Politiker* hangeln sich von Wahlkampf zu Wahlkampf durch und geben sich die größte Mühe, möglichst keiner potentiellen Wählergruppierung auf die Füße zu treten. Sie müssen also, um des politischen Machterhalts willen, zu manch faulem Kompromiß bereit sein.

Die *Krankenkassen*, als staatsnahe Körperschaften, haben sich wie viele andere halbstaatliche Institutionen bislang nicht durch besondere Effizienz und Sparbereitschaft ausgezeichnet. Warum auch? Mit schmerzhaften Einschnitten macht man sich nur unbeliebt, und der Kostensumpf verschwindet ja letztlich ohnehin in den allgemeinen Schulden des Bundes. Darüber hinaus bedeuten zunehmende Umsätze steigende Personalstärke, das heißt weitere Pöstchen und Ämter, die zur Verteilung anstehen. Außerdem gerieten die Krankenkassen in einen zunehmend härter werdenden Konkurrenzkampf um die «guten Risiken». Das führte zu unnötigen Werbeausgaben und zu einem großzügigen Verteilen von «Goodwill»-Leistungen an einzelne Mitglieder, auch ohne zwingende Notwendigkeiten.

Über die Interessen von *Pharmakonzernen* und *Medizingeräteherstellern* bestand nie ein Zweifel. Ihre Maxime heißt: Umsatz um jeden Preis. Gewinne, Gewinne, Gewinne!

Die *Krankenhausplanung* und *Gesundheitsversorgung* untersteht den Ländern. In Zukunft sollen private Investitionen erleichtert werden; für die neuen Bundesländer leisten Bund, Länder und Krankenkassen gemeinsame Aufbauhilfe. Innerhalb der Ausgaben der gesetzlichen Krankenkassen verschlingt die Krankenhausversorgung einen großen Teil, etwa ein Drittel der Kosten.

Die Länder haben bislang die Planentscheidung über Bau und Ausstattung der Krankenhäuser und tragen die Investitionskosten. Die Betriebskosten (z. B. Personalkosten, und das sind circa 70 Prozent) wurden bisher von den Kassen nach dem Selbstkostendeckungsprinzip erstattet. Hier nimmt das Gesundheitsstrukturgesetz Änderungen vor.

Wer in diesem Dickicht von Interessenverflechtungen grundlegende Änderungen durchsetzen will, muß mit hartem Widerstand rechnen. Einen Vorgeschmack davon bekam auch Minister Seehofer zu spüren, als er – anders als Blüm – jetzt auch die Krankenhausdefizite ins Visier nahm.

Neben den hohen Personalkosten, besonders durch personalintensive Technologien, und der immer teurer und umständlicher werdenden Verwaltung, war vor allem die uneffiziente Bewirtschaftung die Ursache für ständig steigende Pflegesätze. Auf 100 Krankenhausbetten entfallen zur Zeit etwa 131 Krankenhausangestellte. 1990 standen insgesamt mehr als 818000 Betten in Deutschland zur Verfügung, inklusive Vorsorge und Rehabilitation. Über die Hälfte der 686900 reinen Krankenhausbetten wurden von öffentlichen Trägern nach dem Selbstkostendeckungsprinzip bewirtschaftet. Das heißt, alle anfallenden Betriebskosten wurden von den Krankenkassen erstattet.

Die in den Strukturmaßnahmen von Minister Seehofer umgesetzte Abschaffung des Selbstkostendeckungsprinzips wie auch der tagesgleichen pauschalierten Pflegesätze zugunsten von Fallpauschalen und leistungsorientierten Sonderentgelten war dringend erforderlich. Auch die stärkere Verzahnung von ambulanter und stationärer Versorgung ist angebracht. Diese Schritte hätten alle schon vor Jahren erfolgen müssen, mit Zustimmung der SPD

Doch die Politik vertagte das Krankenhausproblem. Bei Beschneidungen der anderen Gruppierungen gab es Ärger mit den Lobbyisten und den konservativen Zirkeln. Kanzler Kohl brauchte Ruhe an der Koalitionsfront und tauschte Minister Blüm gegen die vormalige Bauministerin Gerda Hasselfeldt aus. Außerdem wurde das Gesundheitsministerium vom Arbeitsministerium abgekoppelt. Ohne Fachkompetenz und als Neuling in einem ihr fremden Verwaltungsapparat war die Ministerin hilflos. Sie war den ausgefuchsten Machtkartellen des medizinisch-industriellen Komplexes praktisch ausgeliefert. Sie konnte das Elend bestenfalls verwalten und gab bald entnervt auf, nein, offiziell wurde sie krank.

Der drohende Kollaps des Gesundheitswesens ließ sich im Frühjahr 1992 nicht mehr leugnen und verschleiern. Ein neuer Mann wurde ins Rennen geschickt: der erfahrene Sozialexperte und Jurist Horst Seehofer von der CSU – aus dem Stall des Arbeitsministers Blüm.

Der neue Minister ging mit den Fachleuten in Klausur. Der Berg kreißte und gebar einen Fuchs. Gesundheitsminister Seehofer erwies sich als schlau – ein gewiefter Taktiker mit einem brillanten Timing und einem feinen Gespür für die Gunst der Stunde. Mit den Stimmen der oppositionellen SPD hat er die versammelten «Gesundmacher», einschließlich der Ärzteschaft, im Handstreich an die Wand gespielt. Doch eine echte Reform, wie sie nötig gewesen wäre, um die Fehlentwicklungen in der Medizin langfristig aufzuhalten und die Bürger vor unnötigen Mehrbelastungen zu schützen, ist auch ihm nicht gelungen. Das Gesundheitsstrukturgesetz ist bestenfalls eine Notbremse für kurze Zeit ohne entscheidende inhaltliche Weichenstellung.

Bei der Ärzteschaft setzte postwendend ein Hauen und Stechen ein, der «Schuldige aus den eigenen Reihen» – neben Seehofer – wird derzeit gesucht und sicher auch gefunden. Jahrelang hatte sich die betuliche Standespolitik über Seehofers «inkompetente» Vorgängerin Gerda Hasselfeldt mokiert; inzwischen dürften sich viele nach den seligen Zeiten zurücksehnen. Denn nun haben sie die Quittung: Minister Seehofer hat ihnen unter Zeitdruck die Pistole auf die Brust gesetzt. Innerhalb weniger Monate hat er ein Gesetz durchgeboxt, das unter rein ökonomischen Gesichtspunkten vermutlich die Ausgaben der Krankenkassen tatsächlich begrenzen wird – aber nur kurzfristig und vor allem auf dem Rücken der Bürger. Denn nur die gesetzlichen Krankenkassen sparen Ausgaben – wenn überhaupt. Wer «krank» ist, zahlt drauf. Bei Medikamenten und im Krankenhaus.

Die Ausgaben für die Prävention bleiben aus den rigorosen Sparmaßnahmen ausgeklammert und werden gesondert behandelt. Sie dürfen um sechs Prozent zunehmen. Hier ist der Minister den Gesundmachern in die Falle gelaufen. Sie werden alles daransetzen, soviel wie möglich als Präventionsdiagnostik zu deklarieren, um so die Ausgabenlimitierung, also die im Gesetz verankerte Budgetierung von ärztlichen Honoraren und Heil- und Hilfsmitteln, zu umgehen.

Den weiteren Anstieg der Gesamtgesundheitskosten wird auch Seehofers Gesetz nicht verhindern. Er hat nur einen Bremsklotz für jene Kosten eingebaut, die die Solidarkasse tragen muß und die sich auf die Lohnnebenkosten auswirken. Die Differenz zwischen den Gesamtkosten und den Kassenausgaben zahlen in Zukunft andere: nämlich vor allem die Bürger durch Zuzahlungen, Selbstbeteiligungen und Leistungsbegrenzungen; dann die Ärzte durch Honorar- und Medikamentenbudgetierung; die Zahnärzte und Zahntechniker durch Honorarabschläge; der pharmazeutisch-industrielle Komplex durch Preismoratorien sowie, gemeinsam mit den Ärzten, durch finanzielle Haftung bei Überschreitungen des Medikamentenbudgets; die Krankenhäuser durch die oben beschriebenen Regelungen und schließlich die Krankenkassen durch eine durchaus sinnvolle Begrenzung der Verwaltungskosten.

Viele dieser Maßnahmen sind sinnvoll. Doch warum wurden

nicht gleich Nägel mit Köpfen gemacht – mit klarer Definition des Sinnvollen und Notwendigen und mit einer Neustrukturierung der Patientenversorgung? Angesichts der Schußfahrt unserer Wirtschaft und zukünftig reduzierter Ressourcen hätte schon jetzt klar gesagt werden müssen, was überhaupt noch aus den Solidartöpfen bezahlt werden kann.

Nach dem neuen Gesetz wird im wesentlichen «umgeshiftet» und zuwenig wirklich eingespart. Das vielgepriesene «Sparvolumen» ist Augenwischerei. Der bislang überwiegend von einer Solidarkasse finanzierte Dienstleistungsbereich Gesundheitswesen wird nun zunehmend auf den Privatmarkt ausgelagert. Das heißt: Der Zuwachs an Leistungen soll nicht mehr über ständige Erhöhungen der Beiträge bezahlt werden, sondern über Eigenleistungen aus dem Privatportemonnaie. Das ist nicht so auffällig, der Bürger merkt es nicht so deutlich. Welcher Patient rechnet schon jede Zuzahlung zu Medikamenten oder anderen Heilmitteln, jede Selbstbeteiligung beim Krankenhausaufenthalt, jedes zukünftig privat bezahlte Medikament, das Ärzte ihm empfehlen und das die Kasse nicht bezahlt, auf das Jahr hoch? Wer stellt schon eine Liste über die Zusatzleistungen in der Prothetik beim Zahnarzt auf, die seit 1. 1. 1993 nicht mehr aus dem Kassentopf bezahlt werden?

Warum geht man nicht ehrlicher mit den Menschen um? Warum kann sich die Politik und die Ärzteschaft nicht zu klaren Aussagen über Leistungen, die als sinnvolle und notwendige Behandlung aus der Solidarkasse gezahlt werden können, durchringen? So wie unsere Patienten über Jahrzehnte erzogen worden sind, werden sie doch auch weiterhin alles kaufen und bezahlen, was ihnen der Arzt oder die Pharmazie als «notwendig für ihre Gesundheit» anpreist. Weder aus der Ärzteschaft noch aus der Politik kommen ernsthafte – und für viele Patienten sogar sinnvolle – Restriktionen.

Scheinlösungen

Es reicht nicht, formale Beschneidungen durchzusetzen. Die inhaltliche Auseinandersetzung über den Mythos Medizin ist überfällig.

Die Ärzteschaft hat die Chance verpaßt, aus eigener Kraft und Kenntnis kostenbegrenzend initiativ zu werden. Jetzt haben die Funktionäre das Nachsehen. Auch die Politik hatte sich jahrelang um klare finanzielle Begrenzungen gedrückt. Dieser Gesundheitskoalition aus «Drückebergern» verdankten die Beitragszahler ständig steigende Beiträge und Defizite. Es wurde mit Pfunden gewuchert, über die man gar nicht verfügte. Schulden in Milliardenhöhe bei den gesetzlichen Krankenkassen sind die Folge. Die Patienten selbst und die Medien taten das ihre dazu.

Zurück bleiben eine etablierte Anspruchshaltung und eine Gesundheitspolitik, die sich langfristig nicht bezahlen lassen. Das Elend verwalten reicht eben nicht. Die Politik und auch die Standespolitik haben ihren gestalterischen Auftrag nach meiner Einschätzung bis heute nicht erfüllt.

Warum haben die Politiker aller Parteien nicht im Herbst 1992 die Gunst der Stunde genutzt, mit einem breiten Konsens aus Regierung und Opposition eine echte inhaltliche Reform auf den Weg zu bringen? Warum schütten sie den Menschen nicht reinen Wein ein? Die Beliebigkeitsmedizin, wie sie heute in der Bundesrepublik praktiziert wird, und die wir auch noch weltweit exportieren wollen, ist weder sinnvoll noch notwendig. Und sie ist aus einer Solidarkasse – mit welchen Tricks auch immer – nicht zu bezahlen.

Die Begriffe «Zuzahlungen» und «Selbstbeteiligungen» sind nur Verschleierungsinstrumente, variable noch dazu. Denn bei zu erwartender Ausgabensteigerung – allein durch die zunehmende Überalterung unserer Bevölkerung – und den nach heutiger «Krankheits»definition daraus ganz zwangsläufig resultierenden Anstiegen der behandlungsbedürftigen «Krankheiten», wird die variable «Zuzahlungsschraube» sicher bald angezogen werden. Außerdem wird durch eine Härtefallregelung der Zuzahlungsmechanismus gleich wieder zahnlos. Die meisten Kosten werden von alten und chronisch kranken Menschen verursacht, und die sind in der Regel Härtefälle.

Wer Beitragsstabilität anpeilt und dennoch weitere Defizite verhindern will, muß viel grundsätzlicher reformieren. Er muß das System geradezu revolutionieren.

Warum die oppositionelle SPD nicht auf einer inhaltlichen Reform bestanden hat, sondern sich für diese Zuzahlungsmedizin mit ins Boot nehmen läßt, bleibt mir unverständlich. Gerade ihre Klientel – die kleinen und mittleren Verdiener – wird darunter leiden, und die SPD wird später für das Scheitern der Sparmaßnahmen auch noch verantwortlich gemacht werden.

Statt lediglich über Kosten hätte schon lange über den Nutzen medizinischer Maßnahmen gestritten werden müssen. Also über die Notwendigkeit teurer Pharmazie und Krankenhauseinweisungen, über die Kriterien der Frühberentung bei «Alters»-krankheiten und die Sinnhaftigkeit von Globaldiagnostik, breitflächiger Chemotherapie oder der Gentechnologie.

Gerade die SPD hätte, aus ihrem Verständnis heraus, alles unternehmen müssen, um eine solide Krankheitsversorgung – für wirklich Kranke – allein aus dem Beitragsvolumen zu sichern. Von der CDU oder gar der FDP, mit ihrer bekannten Nähe zu den mächtigen Lobbyisten aus Pharmaindustrie und Privatversicherungen, waren und sind solche Vorschläge kaum zu erwarten.

Eine Differenzierung zwischen «zwingend notwendiger Medizin», «weniger notwendiger Medizin» und «überflüssiger Medizin» ist noch keine «Zweiklassenmedizin», schon gar keine Frage des ideologischen Standpunktes, sondern eine Frage der ärztlichen und ökonomischen Vernunft.

Wenn das Institut der Deutschen Wirtschaft sogar fordert, daß Patienten zukünftig auch bei jedem Erstbesuch beim Arzt oder Zahnarzt «zuzahlen» sollen, dann schlägt das dem Faß den Boden aus. Dann können wir die gesetzlichen Kassen gleich ganz abschaffen und uns dem freien Markt ergeben. Der erste Arztkontakt muß kostenfrei bleiben, sonst trauen sich gerade die sozial Schwachen im Krankheitsfall nicht mehr zum Arzt und verschleppen einen Abszeß oder eine akute Verletzung aus Kostengründen. Das kann nicht der Lösungsweg sein. Dieser Denkansatz beweist nur, wie wenig manche Herrschaften von medizinischen und psychologischen Abläufen begriffen haben.

«Sparen», ja, das muß sein. So wie bisher können und dürfen wir nicht weitermachen. In vielen Fällen wäre ein «Weniger» an Medizin für den Patienten sogar von großem Vorteil. Dazu müssen aber zunächst die vom System produzierten unrealistischen Anspruchshaltungen bei den Patienten wieder auf ein gesundes Maß gestutzt werden. Es gilt, die schlaraffenlandähnlichen Idealisierungen von Gesundheit, die sich auf Dauer jeder Finanzierungsgrundlage entziehen, abzubauen. Aber mit Sinn und Verstand und mit Verantwortung für die wirklich Kranken. Nicht mit Planspielen am grünen Schreibtisch.

Neue Prioritäten

Eine neue, realistische Definition der Begriffe «Krankheit» und «Gesundheit» ist die zentrale politische, öffentliche und ärztliche Aufgabe. Sie betrifft die Praxis, aber vor allem auch die Theorie in Wissenschaft und Lehre, also die Medizinerausbildung an den Hochschulen. Dazu müssen die durchgeistigten Wissenschaftstheoretiker durch realistische Praktiker in der Medizinerausbildung ersetzt werden. Die Übergewichtung der

Detailmedizin an den Universitäten muß zugunsten einer soliden breiten praktischen Ausbildung neu justiert werden.

Forschung muß sein, aber sie hat sich an praktischen Relevanzen zu bemessen. Die reine Forschungsentwicklung kann aus meiner Sicht ruhig näher bei den Unternehmen angesiedelt werden. Sie darf den normalen Universitätsbetrieb nicht noch mehr dominieren, als sie das heute schon tut.

In die Professorenriege der Hochschulen gehört frischer Wind und eine engere Verflechtung mit der praktischen Anwendung. Wissenschaftliche Gremien sollten sich einer praktischen Kontrolle ihrer Thesen stellen müssen. Das heißt auch, daß mehr Praktiker in die richtungweisenden Gremien der Standesorganisationen der Ärzteschaft gehören.

Darüber hinaus sollte die Politik als Vertretung des Volkes in kürzeren Abständen, und zwar prospektiv – bezogen auf die zur Verfügung stehenden Ressourcen für den Gesundheitsbereich – definieren, welcher Anteil vom Bruttosozialprodukt für die Gesundheit der Bürger zur Verfügung stehen kann. Anhand dieser Größe errechnete sich das Gesamtvolumen und der Beitragssatz für die Solidarkasse. Ein im vorhinein limitierter Etat läßt überzogene Forderungen dann nicht mehr zu.

Aus diesem Etat sollten alle sinnvollen und notwendigen Behandlungen – ohne Zuzahlungen – bestritten werden. Das wird ganz zwangsläufig zu Beschränkungen führen müssen. Aber nur durch diese politisch getragene Transparenz der verfügbaren Ressourcen lassen sich irrwitzige Ansprüche von allen Seiten zurückdrängen.

Für die Basisversorgung sollten Ärzte nicht mittels eines abstrusen Punktekatalogs, wie heute üblich, honoriert werden, sondern über zeitabhängige Pauschalhonorare. Zuwendung muß sich wieder «rechnen». Die groteske Kostenspirale an uferloser Diagnostik und Therapie, die heute durch den ersten Arztkontakt in Gang gesetzt wird, muß ein Ende haben. Der Modus der Einzelleistungsabrechnung, der dazu geführt hat, daß die Ärzte um so mehr verdient haben, je mehr Patienten sie möglichst lange für «krank» erklärten, verleitete zu besonders großzügiger Auslegung des Krankheitsbegriffs und somit zu Mißbrauch. Hier muß der Ansatz aller Reformen liegen.

Wir dürfen nicht verhindern, daß die Menschen zum Arzt gehen, sondern wir müssen verhindern, daß bereits der erste Arztbesuch – aus ökonomischen Zwängen der Praxisstrukturen heraus – zum Beginn einer langen Patientenkarriere wird.

Wir dürfen nicht den Erstkontakt für den Patienten verteuern. Wir müssen aber vermeiden, daß durch den Erstkontakt ein Vielfaches der rein ärztlichen Behandlungskosten durch Folgekosten und Verordnungen verursacht wird. Eine betreuende Basisversorgung von akut und chronisch Kranken und eine Sofortdiagnostik zur Erfassung bedrohlicher, gravierender Schäden muß nicht teuer sein. Sie verlangt nur besser ausgebildete Ärzte, weniger ökonomische Zwänge und eine sichere juristische Grundlage. Die Ärzte dürfen nicht aus Angst vor unhaltbaren Regreßansprüchen im Unterlassungsfall jede noch so unsinnige Spur verfolgen müssen.

Bislang wurde bereits auf dieser ersten «Kontaktstufe» zwischen Arzt und Patient – ohne zwingenden medizinischen Grund – allzu üppig Geld verschleudert: für übertriebene Diagnostik und fragwürdige Therapie, für überflüssige Kuren und großzügiges Krankschreiben und Einweisen, um die Patienten bei Laune und als Kunden in der Praxis zu halten. Wir müssen vermeiden, daß man bereits wegen Bagatellen – wie dem Ziehen von Weisheitszähnen – ins Krankenhaus zur stationären Aufnahme eingewiesen wird oder daß man mit Fersenprellung drei Wochen Gips bekommt. Wir dürfen nicht immer wieder die körperlichen Schäden seelischer Probleme erst medizinisch behandeln, sondern müssen frühzeitig mit den Patienten gemeinsam die Ursachen besprechen und bekämpfen. Das hat mit den

Vertretern anderer Heilberufe und mit Sozialarbeitern bereits beim Erstkontakt vor Ort zu erfolgen und nicht erst – wie heute oft üblich – erst nach Ausreizung sämtlicher abrechenbarer medizinischer Maßnahmen und Dauertherapie mit Pillen und Tropfen oder gar nach langer stationärer psychiatrischer Behandlung.

Ich bin kein taktierender Politiker, der die Meinungsumfragen und die nächste Wahl als Schere im Kopf hat. Ich sehe Probleme und suche praktische Lösungen. Das haben Notfallmediziner so an sich. Sie müssen Verantwortung übernehmen und Entscheidungen treffen, zu langes Zaudern kann tödlich enden. Und sie haben gelernt, zwischen wichtig und unwichtig zu unterscheiden, Prioritäten zu setzen und nicht aus Angst vor Fehlern handlungsunfähig zu werden.

Ich möchte einmal – fern ab von realen oder gesetzgeberischen Zwängen – eine Idee entwickeln, wie man eine sinnvolle Versorgung der Kranken gestalten und die Kosten für notwendige Behandlung dennoch begrenzen kann.

Gegen den Wunsch einzelner nach Luxusmedizin gibt es kein Rezept. Wer sie will, der kann sie haben – aber er muß sie außerhalb der Solidarkasse selbst versichern und bezahlen, und zwar komplett. Wer keine maximale Intensivbehandlung im Alter wünscht, soll sie ausschließen können. Wer sie will, der kann sich dafür neben dem auf Basisversorgungsniveau gesenkten Beitrag versichern. Ein Stück Eigenverantwortung gehört in die Planung des Versicherungsrisikos hinein. Alles andere wäre unrealistisch.

Mein Vorschlag ist nicht des Rätsels Lösung, vielleicht aber ein Denkanstoß. Vergessen wir zunächst mal alles, was uns am freien Denken hindert: Gesetze, Wahlen, Mediendruck, Pressure-Groups.

Als erstes müssen wir die Begriffe «Krankheit» und «Gesundheit» realitätsbewußter definieren, als das heute üblich ist. Wir dürfen Alterserscheinungen nicht mehr zu maximal behandlungsbedürftigen «Krankheiten» machen. Und wir müssen uns von der Vorstellung lösen, daß jede «Krankheit» medizinisch heilbar ist. An manche Belastung des Alltags müssen wir uns vielleicht einfach wieder gewöhnen. Alle, die am Risiko «Leben» teilnehmen, müssen wieder begreifen, daß wir uns mit unserem Krankenkassenbeitrag nicht gegen jede Bagatelle versichert haben, sondern gegen die großen Risiken. Es gibt keine Sicherheit diesseits des Todes.

Die Medizin – wie wir sie heute betreiben – läßt sich unter dem Credo der Beitragsstabilität ohne vernünftige Leistungsreduzierungen nicht aufrechterhalten. Aber vielleicht brauchen wir diese aufwendige Schlaraffenlandmedizin ja gar nicht, sondern können mit wesentlich geringeren Mitteln die wirklich Kranken sinnvoll versorgen und betreuen.

Unter dem Gedanken einer Solidarkasse haben die Schwachen und Schwerkranken Vorrang vor den Gesunden. Aus dem Beitragsvolumen der Solidarkasse müßten also zuerst die großen Problemfälle angegangen werden (Unfälle, Notfälle, chronisch Schwerkranke) und erst später die Marginalbeschwerden. In den letzten Jahren lief das häufig umgekehrt. Für jede diagnostische Suche nach einer exotischen Rarität war genügend Geld vorhanden, aber Intensivstationen wurden geschlossen. Jeder diagnostische Firlefanz konnte bei den Kassen abgerechnet, jeder Kopfschmerz diagnostisch maximal ausgereizt werden, aber an der zeitintensiven Betreuung und Versorgung von chronisch Kranken und von alten Menschen wurde gespart, weil sich diese Leistungen im Medizinbetrieb nicht «rechneten». Die normale Kassenpraxis mußte kaufmännisch durchstrukturiert sein und funktionierte wie ein Dienstleistungsunternehmen mit medizintechnischem Fuhrpark, der sich amortisieren mußte.

Nach ausgiebiger medizintechnokratischer Untersuchung und Behandlung ein Leben lang endete für viele Pflegefälle im Heim das Leben so, wie es heute anfängt: mit Hipp und Pampers. Nur mit deutlich weniger Zuwendung und Zeit, als wir sie für unsere Kinder aufbringen.

Zu lange hat die organisierte Ärzteschaft gezögert, die Fehlgewichtung in der Medizin aus eigener Kraft anzugehen und eigene Reformen anzupeilen. Die Entwicklung der Defizite der Krankenkassen und die demographischen Daten sind doch auch ihnen bekannt gewesen. Über Jahrzehnte hinweg – so scheint mir – hatte sich die Standespolitik auf Wolke sieben genüßlich etabliert, fernab von den Niederungen der Finanzmisere der Kassen und den sich seit Jahren abzeichnenden Fehlentwicklungen und ihrer Unfinanzierbarkeit.

Die Politik biß sich die Zähne aus; alle Reformansätze mußten scheitern an der unangreifbaren Position des «Fortschritts» der Medizin, auf den sich die vereinten «Gesundmacher» immer gern zurückzogen – großzügig unterstützt von den Medien.

Jetzt wurde zumindest die Kassenmedizin von Seehofer und der «großen Sozialkoalition» überrumpelt, und alle Gesundmacher singen kollektiv Verarmungsarien. Ärzte, Zahnärzte, Apotheker, all die «freien Berufe», die aber bislang ganz anders als andere freie Berufe aus einem gesicherten Topf – nämlich der Solidarkasse – ihre gesicherten Einnahmen bezogen. Ihre Durchschnittseinkommen konnten sich all die Jahre sehen lassen. Vorneweg die Zahnärzte, gefolgt von den Apothekern und den medizinischen Fachärzten. Nur die Haus- und Kinderärzte krebsten als Schlußlichter auf der Skala herum. Sie hatten bei der Erstellung der Honorarrichtlinien offensichtlich die schlechteste Lobby. Wer viel arbeitete, hatte eben keine Zeit für Pöstchen.

Aber «Einkommensverlust» ist eben ein relativer Begriff, und wenn das Honorar der Ärzte jetzt budgetiert ist und sic für Überschreitungen bei Zuvielverordnung durch Honorareinbußen haften müssen, wie übrigens auch die pharmazeutische Industrie, dann stört das ihr lange Zeit unangekratztes Selbstverständnis.

Wenn Seehofer auch nicht der ganz große Coup – eine wirkliche Wertereform – gelungen ist: Sein Gesundheitsstrukturgesetz wird zumindest Bewegung in die total verkrusteten und verfilzten Strukturen des Gesundheitswesens bringen. Erstmals stehen selbst heilige Kühe zur Disposition wie das Selbstkostendeckungsprinzip im Krankenhausbereich und unser undurchsichtiges Krankenkassensystem mit seinen verwirrenden Beitragssätzen und der unterschiedlichen Risikoverteilung.

Mit der Chipkarte hat er sogar Tabuzonen ins Visier genommen: das Arzt-Patienten-Verhältnis.

Der gläserne Patient

Bis 1995 sollen alle Versicherten in der Bundesrepublik statt des Krankenscheins mit einer Plastikkarte mit Speicherchip – ähnlich der Telefonkarte – ausgestattet werden, die sie beim Arzt- oder Zahnarztbesuch vorlegen müssen. Erste Versuche laufen bereits in Rendsburg und Eckernförde, bald in Wiesbaden, später in Böblingen und Weimar. Auf der Suche nach mehr Transparenz haben sich die Kassen seit Jahren für diese Karte stark gemacht, gegen den anfänglichen Widerstand der Ärzte.

Auf dieser Karte stehen dann Name, Krankenversicherung, Versichertennummer und Status (also Familienangehöriger, Mitglied oder Rentner) sowie die Gültigkeitsdauer, versehen mit einem Logo Leonardo da Vincis. Die Ausgabe soll durch die Krankenkassen erfolgen.

Datenschützer laufen Sturm: Trotz aller Absichtserklärungen der Verantwortlichen, sensible Patientendaten vor dem Zugriff Unbefugter zu schützen, fürchten sie langfristig den gläsernen Patienten. Wie mit persönlichen Daten umgegangen wird, darüber können wir täglich in der Zeitung lesen. Mißbrauch läßt sich erfahrungsgemäß nicht ausschließen. Im Gegenteil: Persönliche intime Daten üben eine magnetische Anziehungskraft auf Unbefugte aus.

Wenn auf dieser Versichertenkarte – wenn auch codiert – intimste Krankheitsdaten oder Therapiemaßnahmen stehen, lassen sich damit bei Mißbrauch elegant ganze Gesellschaftsgruppen diskriminieren. Man stelle sich vor, ein Arbeitgeber könnte sich (vorschriftswidrig, aber mit Connection) nach Belieben über die Vorerkrankungen von Bewerbern via Chipkarte informieren. Das Ergebnis des HIV-Tests wäre darauf ebenso vermerkt wie auffällige Krankmeldungen der Vergangenheit – Orwell ließe grüßen. Es gäbe die chipgerechte Aussortierung von gesunden, belastbaren Arbeitssklaven und arbeitsscheuem Krankengut. Ausdrücklich vorgesehen ist die Weitergabe von Krankheitsdaten von den Krankenkassen an die Berufsgenossenschaften, wenn der Verdacht besteht, daß «bei dem Versicherten eine berufsbedingte gesundheitliche Gefährdung vorliegt» (Paragraph 20 Abs. 2 Satz 2 Sozialgesetzbuch V).

Die mit der Chipkarte anvisierte Form der Transparenz halte ich für aberwitzig. Wenn sie schon nicht dem reinen Datenwahn entspringt, sondern medizinstatistische Gründe vorschiebt, geht sie von einem Menschen- und Krankheitsbild aus, das irreal ist. Krankheiten und Menschen lassen sich nicht standardisieren. Wer glaubt, daß es für eine bestimmte Standardkrankheit – wie bei einem Autodefekt – eine eindeutige Standardtherapie gibt, die man computermäßig fassen oder abrufen könnte, der irrt. Der Realität mit ihren verschwommenen Grenzen und Krankheitsverläufen wird man so nicht gerecht. Die zu erwartende Datenflut wird wenig Aussagekraft haben.

Im Rahmen der EG-Harmonisierung der Sozialpolitik werden wir darüber hinaus in einer europäischen Datenflut ertrinken, falls man die Portugiesen oder Italiener überhaupt zu einer Datenerfassung von deutscher Gründlichkeit zwingen kann.

Die Ärzte andererseits fürchten um das sensible Arzt-Patienten-Verhältnis, aber natürlich auch um die Nachvollziehbarkeit ihrer Leistungen. Bislang erfolgte die handschriftliche Aufzeichnung der abrechenbaren Leistungen durch Ärzte überwiegend auf Vertrauensbasis. Hier wäre Transparenz geboten – aber lediglich zwischen Patient und Arzt.

Kritiker fürchten, daß rund um diese Versicherungskarte ein Netzwerk von Datenerfassung und Datenweitergabe entsteht, wodurch die Kassen unerwünschten «Einblick in das Leistungsgeschehen», also Einblick in das Arzt-Patienten-Verhältnis bekommen. Manche reden von Gesundheitspolizei, von Menschenauslese und möglichem Zwang zu gesundheitsförderndem Verhalten.

Zur Zeit kann die Flut der meist handschriftlich geführten Leistungsdaten von den Krankenkassen tatsächlich so gut wie gar nicht kontrolliert werden. Doch das ist ein Streit um des Kaisers Bart, denn ob eine ärztliche Maßnahme notwendig ist oder nicht, entzieht sich ohnehin der Sachkenntnis des medizinisch unerfahrenen Sachbearbeiters. Die Krankenkassen verlassen sich also zur Zeit noch auf die Prüfungen der kassenärztlichen Vereinigungen und der Apothekenrechenzentren: Nur zehn Prozent aller Einzelbelege (rund eine Milliarde) können überprüft werden; nach zwei Jahren werden alle Belege vernichtet.

Der Wunsch der Kassen nach mehr Transparenz läßt sich nur als Variante der alten Leninschen These «Vertrauen ist gut – Kontrolle ist besser» interpretieren. Was wollen sie mit Daten, die sie nicht interpretieren können? Sie erlaubten allenfalls einen internationalen Vergleich von Gesundheits- oder Krankheitsdaten. So what?

Allein mit der Erstellung von Statistiken werden wir aber der «Volksgesundheit» nicht gerecht. Wir schaffen nur noch mehr Bürokratie und verursachen noch höhere Verwaltungskosten bei den Kassen für einen äußerst fragwürdigen Nutzen. Selbst wenn sich statistisch belegen ließe, daß die Hälfte der Lehrer in psychiatrischer Behandlung wäre, Hämorrhoiden hätte und montags blau machte, was wollte die Kasse mit diesen Daten anfangen?

Im Schweinsgalopp in die Halbherzigkeit

Bei dem Gesundheitsstrukturgesetz 1993, das im Eiltempo mit Unterstützung der Opposition über die parlamentarischen Hürden gejagt wurde, bekam die FDP einen ersten Vorgeschmack auf ihre Bedeutungslosigkeit im Falle einer Großen Koalition.

Letztlich wurde wieder einmal eine Chance vertan. Wer das Problem einer Fehlentwicklung im Gesundheitswesen nicht an der Wurzel packt – und das wird ein schmerzlicher Prozeß –, der wird nur vordergründig erfolgreich sein, in dem er die Öffentlichkeit über die wahre Verteilung der realen Belastungen täuscht. Die tatsächlich ausgegebenen Summen für die Gesundheit, die neben den Ausgaben der Krankenkassen auch alle privat bezahlten Leistungen umfassen, werden weiterhin steigen und von den Patienten bezahlt werden, und zwar gleich dreifach:

1. durch eine Anhebung der Krankenkassenbeiträge. Viele gesetzliche Krankenkassen haben noch flugs zum Jahresende 1992 ihre Beiträge angehoben;
2. durch Leistungseingrenzungen für die Mitglieder: Bestimmte, zuvor von der Kasse bezahlten Leistungen wurden ausgeklammert und müssen zukünftig privat bezahlt werden;
3. durch erhöhte Zuzahlungen und Selbstbeteiligungen zu Kas-

senleistungen wie Medikamenten und Hilfsmitteln und bei Krankenhausaufenthalten aus der Privatschatulle, und zwar neben den erhöhten Beiträgen.

Die Solidarkasse wird zwar entlastet, doch der Patient bleibt weiterhin der Willkür einer überzogenen Beliebigkeitsmedizin ausgeliefert, die ihm weismacht, durch aufwendige diagnostische oder therapeutische Maßnahmen Gesundheit kaufen zu können. Kaum ein Patient hat die Urteilskompetenz, eine ärztliche Maßnahme abzuwehren. Und nach aller Erfahrung wird er, wenn die Kasse die Übernahme der Kosten verweigert, eine Untersuchung oder eine Behandlung aus Angst und Sorge um seine Gesundheit selbst bezahlen – ob es sich dabei nun um eine aufwendige Prothese, um ein teures Präparat oder um eine Ultraschalluntersuchung handelt.

Dies wissend, ist es leicht, ohne Umsatzeinbußen des Gesamtkomplexes die Belastungen für die gesetzlichen Kassen zu reduzieren. Doch in meinen Augen ist es eine Flucht vor der Verantwortung: Die Politiker sollten, mit Hilfe unabhängiger Ärzte und Pharmazeuten, endlich einen sinnvollen Maßnahmenkatalog für gesicherte behandlungsfähige Befunde und deren Therapie erstellen, der als Basisversorgung deklariert wird, und unsinnige Maßnahmen gänzlich aus dem Leistungskatalog streichen, um so wirklich zu sparen. Die Politik und die verantwortliche Ärzteschaft kommen langfristig um klare Definitionen nicht herum.

Das kann die Politik nicht allein, dazu braucht sie die Fachkenntnis unabhängiger Ärzte. Die ärztlichen und kassenärztlichen Organisationen haben sich jedoch bisher als wenig kooperativ erwiesen, an einer solchen Differenzierung mitzuwirken. Wer über das sinnvolle und notwendige Maß hinaus Leistungen wünscht, für die der Wirksamkeitsnachweis fehlt, muß hierfür dann privat aufkommen – so wie er sich statt der Normalfelge eine Luxusfelge für seinen Manta kauft. Das ist dann seine Privatsache, und dafür wird der Solidartopf nicht angezapft, auch nicht teilweise, wie bei den Zuzahlungen.

Wir brauchen eine andere Struktur der ärztlichen Versorgung; wir benötigen die besten und erfahrensten Ärzte beim Erstkontakt mit den Patienten. Unnötiges Untersuchen und Überweisen muß unterbleiben; hier ließen sich erhebliche Kosten sparen. Heute tastet sich der Patient zeitaufwendig und teuer an seine Diagnose heran, falls sich überhaupt eine ernstzunehmende Diagnose findet: vom Hausarzt zum Facharzt, vom Facharzt ins Krankenhaus, schließlich auch unter Einbeziehung von Psychologen und Psychotherapie, wenn keine körperliche Ursache zu finden ist.

Oft genug wird er auch ohne eindeutige Diagnose mit allerlei kostenträchtigem Brimborium behandelt, und er läßt es gern zu. Er fühlt sich sogar bestens betreut. Welcher Patient erliegt nicht gern den chromblitzenden Segnungen der modernen Medizin, von denen er sich «Gesundheit» verspricht? Das gilt besonders für die vielen alten Menschen, die vielleicht nur ein wenig Zuwendung, ein Gespräch oder solide Betreuung brauchen.

Die geplante Reform der Krankenkassen, die die ungleiche Verteilung der Risiken unter den Versicherungen nivellieren soll, ist ein im Ansatz vernünftiger Schritt, ebenso die geplante Wahlfreiheit unter den verschiedenen Kassenarten. Doch er birgt Gefahren: Die AOK droht sich zu einer gigantischen Mammutbehörde auszuwachsen, die immer bürokratischer und personalintensiver wird. Mit zunehmender Rentnerzahl und mit einem zu erwartenden Anstieg der Zahl von Sozialhilfeempfängern bei steigender Arbeitslosigkeit wächst ihr die Klientel fast automatisch zu. Die Betriebskrankenkassen werden sich auch den «schlechten Risiken» öffnen müssen und nicht mehr nur überwiegend junge, erwerbstätige Mitglieder versichern können. Dann lassen sich natürlich auch die niedrigen Beitragssätze nicht halten.

Die Privatkassen wurden 1992 von höchsten Bundesrichtern verpflichtet, den Privatpatienten die «bestmögliche Behandlung» zukommen zu lassen. Kein Wort über Kosten, kein Wort vom sinnvollen Sparen. Aber wen wundert's: Vermutlich sind die meisten Richter Privatpatienten und außerdem beihilfeberechtigt – wie übrigens auch das Gros der Bundestagsabgeordneten.

Die Beihilfe ist ein Sonderprivileg für alle Beamten und öffentlich Bediensteten, also auch für Minister, Kanzler oder Intendanten, die deren «Dienstherr auf Grund seiner Fürsorgepflicht zu den Kosten in Krankheits-, Geburts- und Todesfällen zu leisten hat». Sie ist also neben der Krankenkasse eine zusätzliche – geldwerte – Absicherung der «Staatsdiener», die es ihnen erlaubt, sich auf niedrigstem Niveau zu versichern. Aus dem Topf dieser steuerlich finanzierten und beamtenrechtlich fundierten «Beihilfe», die beim Bundesinnenministerium angesiedelt ist, wurden im Jahre 1990 fast zehn Milliarden (10 000 000 000) DM an die «bedürftigen» Bediensteten des Bundes und der Länder ausgeschüttet (zum Vergleich: 1984 waren es noch 6,8 Milliarden). Diese zehn Milliarden entsprechen in etwa der Summe, die Seehofer bei den gesetzlichen Krankenkassen insgesamt einsparen will. Vielleicht sollte man sich von diesem Privileg ganz trennen und die dadurch eingesparten Finanzmittel «umshiften».

Im Gegensatz zu den Privatpatienten, die also Anspruch auf «bestmögliche Behandlung» haben, wird pikanterweise für Kassenpatienten lediglich ausreichende und notwendige Behandlung verlangt. Unsere Beamten sorgen sich mal wieder vor allem um sich selbst.

Eine Politik der ungedeckten Wechsel

Wir müssen uns den ökonomischen Realitäten stellen und dürfen nicht ungedeckte Wechsel auf die Zukunft ausschreiben. Das gilt nicht nur für das Gesundheitswesen. In der Rentenversicherung steht uns eine vergleichbar desaströse Entwicklung um 2025 ins Haus. Dann wird – sollte sich bis dahin nichts Gravierendes ändern – offenbar, daß die heute angekündigten Altersrenten von der nachfolgenden Generation nicht erbringbar sind. Bereits um 2017 wird wohl jeder Arbeitnehmer einen Rentner finanzieren müssen.

Selbst die trickreiche Reduzierung der Rentenbeiträge zugunsten einer Erhöhung der Arbeitslosenbeiträge ist fauler Zauber. Hier werden kurzfristige Finanzlöcher im Bereich der Arbeitslosenversicherung, zu der sonst der Bund allein 1993 circa zwei Milliarden Mark zuschießen müßte, durch die Steuerzahler aufgefangen. Für kurzfristige konsumtive Ausgaben in der Arbeitslosenversicherung werden langfristige Sicherstellungen geopfert. Denn die Senkung der Beiträge zur Rentenversicherung entpuppt sich als Falle: Der Rentenkasse werden die entgangenen Beiträge bald fehlen – laut *Spiegel* (Heft 46/92) bereits zum 1. Januar 1994. Spätestens dann werden die Beiträge wieder erhöht werden müssen. Mit einer Senkung der Arbeitslosenversicherung ist dann allerdings nicht mehr zu rechnen.

Kein normaler Bürger blickt mehr durch. Das einzige, was er merkt, ist, daß er immer weniger im Portemonnaie hat, und daß er sich auf die Versprechen der Politiker nicht verlassen kann. Warum soll er sparen, wenn andernorts weiter geaast wird – aus dem Jäger 90 wird der Jäger 93. Abgeordnete erhöhen sich weiterhin kräftig ihre Diäten, und die Pensionen der Staatsdiener liegen weit über der Durchschnittsrente.

Aus Politikverdrossenheit wird Politikverachtung, wen wundert's. Dabei ist dies das letzte, was wir in diesem Land brauchen können. Die braune Brut kann sich genüßlich zurücklehnen, die Bonner Politiker treiben ihnen die Menschen geradezu in die Arme.

Keiner bringt den Mut auf, ehrlich mit den Menschen zu reden, ihnen reinen Wein einzuschenken. Sie müssen wissen, was auf sie zukommt, auch im Gesundheitsbereich.

Wir kommen nicht umhin, über die Unmenge an Unsinn im medizinischen Bereich öffentlich und kontrovers zu streiten, die unser Gesundheitssystem tagtäglich produziert und finanziert.

Sozialpolitiker aller Parteien haben dabei ein grundsätzliches Problem: Sie können zwar Verfahrensschritte einleiten, aber für eine Bewertung medizinisch notwendiger und sinnvoller Maßnahmen fehlt ihnen schlichtweg die Kompetenz. Sie verstehen von der Medizin ebensowenig wie alle anderen Laien. Auch sie sind letztlich Patienten und in ihrer Urteilsfähigkeit eingeschränkt. Sie müssen auf die «bewährten» Dienste der nachweislich einseitig argumentierenden Lobbyisten zurückgreifen. Wohin diese Ratschläge führen, hat die Vergangenheit in unnachahmlicher Weise gezeigt. Kein Blödsinn war teuer genug, um nicht von den Kassen bezahlt zu werden.

Die Sparbürokraten hinkten der Realität immer hinterher. Jedes am grünen Tisch ausgeheckte Sparmanöver wurde in Windeseile zur Realsatire: konterkariert von Lobbyisten, aber auch von den Patienten selbst. Die Auslegung von medizinischen und sozialen Hilfestellungen in unserem Land ist weitläufig und der Spielraum für Mißbrauch dementsprechend groß. Dazu einige kleine Beispiele aus der Praxis:

Laut Bundessozialgericht (Urteil vom 21. 11. 1991 – 3 RK 18/90) mußte die Krankenkasse einem Asthmakranken eine milbenfreie Matratze bezahlen: Nach Ansicht der Richter handelt es sich bei der Matratze um ein Heilmittel. In der Urteilsbegründung heißt es: «... weil die Krankenkassen für alle Mittel aufkommen müssen, durch die Krankheiten geheilt oder gelindert oder ihre Verschlimmerung verhütet werden kann.» Eine solche Formulierung ist ein Freibrief für die Finanzierung uferloser Kosten; sie führt in diesem konkreten Fall aber mitnichten zu einer Verbesserung der Beschwerden, weil bei einer Hausstaub- und Milbenallergie der gesamte Hausstand einschließlich Teppichböden und Möbel als auslösendes Allergen in Frage kommt. Außerdem begünstigt Wärme und hohe Luftfeuchtigkeit die allergische Wirkung. In der Praxis sieht das dann so aus: Der Patient bekommt seine neue Matratze (Preis bis zu 1400 DM). Die Ehefrau im anderen Teil des Doppelbetts schläft aber nach wie vor auf ihrer alten Matratze, und die Überdecken werden auch nicht ausgetauscht. Also was soll das Ganze? Mit gleichem Recht könnte jemand Strohblumen statt Topfpflanzen und einen Luftentfeuchter für sein Badezimmer einklagen.

Eine andere, diesmal medizinische Therapiemaßnahme bei Allergikern krönt derartigen Unsinn noch: Erst kürzlich wurde öffentlich bekannt, daß die Hyposensibilisierung gegen Hausstauballergien, wie sie millionenfach in deutschen Praxen stattfindet, von vielen Ärzten mit pharmazeutischen Extrakten ausgeführt wird, die aus dem Dreck von Staubsaugertüten gewonnen werden. Für teures Geld wurden sie den Patienten verabreicht. Sogar von tödlichen Zwischenfällen war in diesem Zusammenhang die Rede (*Report*, Baden-Baden, 9. 11. 92). Was sind das für pharmazeutische Firmen, was ist das für eine Medizin, was sind das für Ärzte, die sich so wenig mit den Substanzen und ihren Anwendungen auseinandersetzen, die sie ihren ahnungslosen Patienten anbieten? Wo bleibt das Bundesgesundheitsamt? Es fühlt sich nicht zuständig. Formal ist es nur für die Zulassung von Medikamenten zuständig, und hierbei handelt es sich begrifflich nicht um Medikamente.

Ein weiteres Beispiel für Mißbrauch ist der plötzliche Anstieg der Kosten für Krankentransporte bei den Krankenkassen.

Aus unerfindlichen Gründen stiegen die Kosten im ersten Halbjahr 1992 weit überproportional: um circa 16 Prozent. Die Bonner Sparbürokraten verstanden die Welt nicht mehr. Wie konnte das sein? Hatten sie doch extra, im Rahmen früherer Reformen vor wenigen Jahren, die von der Kasse bezahlten Fahrten von Patienten ins Krankenhaus mit einem Eigenanteil belegt, um die Kosten zu drosseln und den Mißbrauch einzudämmen.

Not aber macht erfinderisch. Und im Aufspüren von Gesetzeslücken waren findige Patienten schon immer pfiffiger als die Beamtenbürokratie, die mit Verordnungen und Anweisungen die Bürger reglementieren will. Also, was passierte? Wer mit der Feuerwehr ins Krankenhaus geschafft wurde, fuhr in der Regel kostenlos, das heißt ohne Zuzahlung. Es mußte nur ein Notfall simuliert und der Anruf von einer fremden Person getätigt werden. Schon war die Feuerwehr in der Pflicht. Erst vor Ort merkten die «Retter» dann, daß sie geleimt worden waren – aber ablehnen können sie den «Notfall» auch nicht ohne weiteres. Wer will schon als Laie einen Herzinfarkt ausschließen. Der Kunde, pardon: der Patient ist eben König. Kollegen aus der Klinik erzählten mir glaubhaft, daß sogar schon eine alte Dame mit ihrem Hund an der Leine vergnügt aus dem Krankenwagen gestiegen ist.

Innerhalb des Stadtgebiets von Köln berechnet die Feuerwehr für eine Fahrt mit dem Rettungswagen bei der Krankenkasse 338 DM und für den, meist im Rendezvoussystem mitfahrenden Notarztwagen gar 453 DM. Bei Transporten außerhalb des Stadtgebiets verteuert sich die Spritztour entsprechend. Abgesehen davon, daß vier Personen der Feuerwehr und der Notarzt ihre kostbare Zeit verplempern, wird die endgültige Kostenrechnung schnell grotesk: Einmal im Krankenhaus angekommen, wird der Patient vermutlich nicht gleich wieder nach Hause geschickt, sondern verbleibt erst einmal für ein, zwei

Tage zur Beobachtung in der Klinik (Pflegesatz circa 500 DM pro Nacht). So wird aus dem Fehleinsatz leicht ein Kostenfaktor von 2000 bis 3000 DM für die Krankenkasse.

Der Teufelskreis wird aber dadurch erst komplett, daß Krankenhäuser, die wiederholt die Annahme solcher «Notfall»-patienten ablehnen, bei zukünftigen Krankeneinweisungen von der Feuerwehr geschnitten werden. Das will kein Krankenhaus riskieren. Also werden häufig beide Augen zugedrückt. So entstehen unnötige Kosten. Der Amtsschimmel fragt erst hinterher nach dem «Warum».

Es gilt also, nicht nur formal erfolgversprechende Maßnahmen zu treffen, sondern die «Psychologie» des Gesundheitssystems zu begreifen.

Falsche Signale

Wir brauchen neben administrativer Kompetenz auch fachliche Kompetenz in der Gesundheitspolitik. Daß ein Minister nahtlos aus dem Bauministerium ins Gesundheitsressort wechselt, darf nicht sein. Er wird vom Beamtenapparat im Ministerium wie ein Nasenbär durch den Lobbyistenring geführt.

Mit einer zu erwartenden uferlosen Ausweitung der Präventionsmedizin, ohne gesicherten Behandlungserfolg, schaffen wir uns ein nicht mehr beherrschbares Kostengrab. Auch hier muß schleunigst fachkompetente Abgrenzung erfolgen.

Die Begrenzung der Kassenärzte, die in Ballungsgebieten bereits heute zu einer faktischen Niederlassungssperre für Fachärzte führt, sorgt für große Unruhe. Seehofer muß dieses Vorhaben allerdings erst noch vor dem Bundesverfassungsgericht gegen eine Klage der Ärzte verteidigen. Allein die Ankündigung dieser Restriktion hat zu nichts anderem geführt, als zu einem massiven

Run in die Niederlassung – also zu noch mehr Fachärzten, die alle noch schnell die Kliniken verlassen und Praxen eröffnet haben, bevor nichts mehr geht. Als «Seehoferschwemme» wird diese Inflation von Praxiseröffnungen, die bereits in vollem Gange ist, in die Geschichte eingehen.

Gegen die Begrenzung der Kassenzulassung – also der Freiheit, eine Kassenpraxis zu eröffnen – laufen die Krankenhausärzte mit Hinweis auf das Grundrecht der Berufsfreiheit (GG Art. 12) Sturm. Den Altpraxisinhabern kann Seehofers Plan nur recht sein: Sie dürften langfristig daran interessiert sein, die Zahl der Kassenarztsitze ebenfalls klein zu halten, so daß der Honorarkuchen nicht mit allzu vielen Kollegen geteilt werden muß. Hier hat Seehofer geschickt die Ärzteschaft gespalten und kann sich als lachender Dritter zurücklehnen. Die Zulassungsbegrenzungen stützen nur die alteingesessenen Ärzte, die bereits im Besitz der «Lizenz» sind, und hemmen dringend notwendige innerärztliche Reformen. Sie sind also langfristig kontraproduktiv.

Für die nachwachsende Medizinergeneration hat eine totale Niederlassungssperre in der Tat gravierende Folgen: Vielen droht mit Ablauf ihrer Verträge in den Krankenhäusern die Arbeitslosigkeit. Es wird ganz zwangsläufig in den Krankenhäusern ein Ärztestau entstehen und eine gnadenlose Ausbeutung der angestellten Ärzte einsetzen. Ohne die Perspektive, die Klinik irgendwann wieder verlassen zu können, wird sich die Atmosphäre in den Kliniken zweifellos verschlechtern. Gerade die Ärzte, die als Angestellte unterhalb der Chefarztpositionen im Vergleich zu den Praxisinhabern eher bescheidene Einkünfte haben, ließen sich unter dem grotesken Konkurrenzdruck noch leichter gängeln und subtil unter Druck setzen, beispielsweise zu unentgeltlichen Sonderleistungen. Innerärztliche Opposition und Kritik gegen unangemessene und teils unethische medizinische Entwicklungen in den Kliniken würde erstickt, weil ja jeder sofort ersetzbar wäre.

Gegen den Plan, Kassenärzte ab dem 68. Lebensjahr «zwangszupensionieren» – für ostdeutsche Ärzte gelten Sonderregelungen –, habe ich persönlich nichts einzuwenden. Diese Kollegen können ja weiterhin privatärztlich tätig sein, falls es im Einzelfall zur Alterssicherung notwendig sein sollte. Wer medizinisch etwas kann, braucht nichts zu befürchten. Er wird immer seine Patienten finden. Doch sähe ich in diesem Zusammenhang auch gern eine «Zwangspensionierung» in anderen Bereichen, zum Beispiel bei Politikern und Wirtschaftsbossen in betagten Jahren. Diese Gerontokraten haben uns weltweit schon genug Probleme eingebrockt und in der Wirtschaft wichtige Entwicklungen und Weichenstellungen verschlafen.

Es bleibt abzuwarten, ob die «Sofortbremsung» der Ausgaben durch aufwendige bürokratische Maßnahmen im Rahmen des neuen Gesundheitsstrukturgesetzes wirklich Bestand hat. Immerhin mußten 155 Paragraphen des Sozialgesetzbuches V geändert und darüber hinaus noch 20 weitere Gesetze und Verordnungen bemüht werden. Unser Gesundheitswesen ist dadurch nicht automatisch besser, sondern zunächst vor allem komplizierter und verwirrender geworden. Die Kontrolle und Einhaltung der vielen Neuerungen stellt die Administration der ärztlichen Selbstverwaltungsorgane und der Kassen vor riesige Aufgaben.

Zunächst stehen Minister Seehofer aber noch zahlreiche Klagen ins Haus: von niedergelassenen Ärzten, von der Pharmaindustrie, den Krankenhäusern und von zur Kasse gebetenen Rentnern. Bei soviel Ärger hätte man auch gleich gründlich inhaltlich reformieren können. 1994/95, anläßlich der bereits jetzt angekündigten zweiten Reformetappe, geht das zermürbende Theater sicher wieder von vorn los.

Baldmöglichst muß der medizinische «Bedarf» definiert und müssen langfristig realistische und finanzierbare Kriterien erarbeitet werden. Den Kassenpatienten muß klar sein, daß die «Kasse» kein abstrakter Begriff ist, sondern eine Solidargemeinschaft. Der Slogan «Egal, das zahlt doch die Kasse» muß der Vergangenheit angehören.

Der Patient ist aber auch nicht «Befehlsempfänger» oder gar Bittsteller. Er ist der Auftraggeber der «Gesundmacher», und er muß wissen, daß er letztlich die Zeche zahlt: sei es über Beitragserhöhungen (nach der nächsten Bundestagswahl), über verschärfte Zuzahlungen und Selbstbeteiligungen oder schlimmstenfalls über Entlassungen am Arbeitsplatz, weil die Lohnstückkosten bundesdeutscher Produkte im internationalen Vergleich nicht mehr konkurrenzfähig bleiben.

Und dennoch: allein nach marktwirtschaftlichen Aspekten darf Gesundheitspolitik nicht betrieben werden. Humanität und Solidarität mit den schicksalhaft Erkrankten muß gewährleistet bleiben. Dabei muß die Behandlung und Betreuung schwerkranker Menschen Vorrang haben vor lukrativer, umsatzsteigernder Überdiagnostik und rein symptomatischer Vorsorgemedizin ohne gesicherten Effekt an relativ Gesunden.

Kurz vor dem Jahr 2000 gehört der Mythos «Medizin» entzaubert. Die Patienten sollten ruhig öfter den Mut aufbringen, auch einmal «nein» zu sagen, wenn sie durch eine ärztliche Maßnahme mehr Schaden als Nutzen befürchten oder reine Geschäftemacherei vermuten. Medienmäßige Attacken auf die Angstreflexe der Patienten müssen umgehend unterbleiben. Solche umsatz- oder quotensteigernden Zynismen haben die Gesunden und vor allem die Kranken nicht verdient.

Ein kreatives und mutiges Denken ist gefragt, um auch in Zukunft zu garantieren, daß für Kranke die erforderliche Behandlung aus den vorhandenen Mitteln gesichert bleibt.

Ein Epilog: SO VIEL WIE NÖTIG – SO WENIG WIE MÖGLICH

Ich würde mir eine Medizin wünschen, die endlich wieder Menschen behandelt und nicht Diagnosen, in der ein Sprechzimmer wieder ein Sprech-Zimmer ist und Krankenhäuser wieder Kranke versorgen.

Mir schwebt eine medizinische Versorgung vor, bei der der Arzt in der Praxis wieder Zeit für seine Patienten hat – für ein Gespräch, für eine ruhige Untersuchung und Beratung. Eine Medizin, bei der im Falle einer ernsten Erkrankung alle notwendigen Diagnose- und Therapiemaßnahmen sinnvoll in einem Therapiezentrum unter einem gemeinsamen Dach zeit- und kostensparend eingesetzt werden: Ambulant, solange es geht, und stationär nur dann, wenn es nicht anders möglich ist; sei es aus Gründen der Risikoabsicherung für den Patienten oder sei es, weil die Schwere der Krankheit oder die Aufwendigkeit einer größeren Operation den Aufenthalt im Krankenhaus notwendig macht.

Ansonsten sollten die Patienten weitgehend in der Nähe ihres sozialen Umfeldes behandelt werden, auf der Basis eines wesentlich realistischeren Gesundheits- bzw. Krankheitsbegriffs, der sich nicht anmaßt, alle Beschwernisse des Lebens «heilen» zu können.

Für eine solche zeit- und zuwendungsintensive Basisversorgung wären grundlegende Strukturänderungen des Gesundheitssystems unabdingbar. Wir brauchen nicht Unmengen hochgerüsteter «Ein-Arzt-Zwergpraxen», sondern teamfähige Ärzte, die ohne Zeit- und Kostendruck arbeiten.

Zunächst einmal müßte man die Form der Honorierung ärztlichen Handelns ändern und die Praxisbetriebe aus kaufmännischen Zwängen (zwangs)befreien. Die für den wohnortnahen Erstkontakt zuständigen Ärzte sollten – ähnlich den vom Sachverständigenrat vorgeschlagenen «Primärärzten» – pauschal honoriert werden, allerdings nicht über «Kopfpauschalen» (pro Patient), sondern zeitgesteuert. Im Gegensatz zu dem bereits bekannten Modell würde ich von einer reinen «Kopfpauschale» pro Patient abraten, da sie wieder nur «Quantität» honoriert und den Faktor «Zeit» für die Betreuung und Versorgung der einzelnen Patienten außer acht läßt. Eine zeitorientierte Pauschale, bei der – auch für den Patienten nachvollziehbar – der Arzt eine Mindestzeit für jeden einzelnen Patienten aufbringen muß, würde die Qualität der Betreuung spürbar verbessern und ließe auch keinen Mißbrauch zu. Der Tag hat nur 24 Stunden.

Mit kleinem technischem Aufwand, aber um so größerer medizinischer Erfahrung würde der «Basisarzt», sozusagen als Vorposten, ernsthafte Erkrankungen von Bagatellbeschwerden trennen und die Behandlung der Routineversorgung sowie die Nachsorge von chronisch Kranken übernehmen. Zu diesen Basisärzten sollten nach meiner Vorstellung die heutigen Allgemein- und praktischen Ärzte, allgemeinärztlich tätige Internisten, Kinderärzte und die nicht operativ tätigen Gynäkologen, Orthopäden, Hals-Nasen-Ohrenärzte und Hautärzte gehören. Sie sollten bereits auf dieser Stufe eng mit den anderen, ebenfalls pauschal honorierten Heilberufen, wie etwa Krankengymnasten und Sozialarbeitern, sowie mit psychologischem und psychiatrischem Fachpersonal zusammenarbeiten.

Zur Diagnostik der Primärärzte reicht ein deutlich geringerer technischer Fuhrpark als die heute übliche Masse an Einzelgeräten. Kein pauschal honorierter Arzt hätte ein Interesse an «überflüssiger» Diagnostik, wenn er daran nicht verdient. Er wird sich auf das beschränken, was er für sinnvoll hält.

Bei begründbarem Verdacht auf eine ernsthafte Erkrankung, die weitere Diagnostik und Behandlung nötig macht, könnten die Patienten dann in das nächstliegende «Ambulante Medizinische Zentrum» oder das ambulant tätige Krankenhaus eingewiesen werden, das, ähnlich den bereits heute existierenden Ärztehäusern, über einen gemeinsamen Operationssaal, eine Anästhesieabteilung, ein Labor und eine gemeinsame Röntgen- und Diagnostikabteilung verfügt. Diese mit modernstem Standard und Spezialisten der verschiedensten Richtungen ausgestatteten Zentren könnten durch gemeinsame Nutzung der teuren Gerätschaften wesentlich kostengünstiger arbeiten, als wenn jede einzelne Facharztpraxis ihren eigenen «Diagnosefuhrpark» amortisieren muß.

Auch der Personalaufwand könnte wesentlich effizienter geregelt werden. Diese Zentren sollten «patientenfreundliche» Öffnungszeiten haben, damit alle vorhandenen Kapazitäten sinnvoll genutzt werden können. Es will mir nicht einleuchten, warum teuerst investierte Technik heute in den Praxen zwei Drittel der Zeit ungenutzt herumsteht, während andernorts ständig neu investiert wird. Vielen Ärzten, aber auch vielen Patienten kämen frei wählbare Arbeits- oder Besuchszeiten sehr entgegen.

Diese Spezialmedizin sollte unabhängig vom einweisenden Primärarzt über ein eigenes Budget verfügen, das sicherlich hoch liegen muß, aber nicht «unlimited» zur Verfügung steht. Es bemißt sich an den vorher politisch festgelegten Margen, die sich die Gesellschaft für Gesundheit aus dem Solidarvolumen leisten will. Das betrifft auch die Anzahl der pauschal honorierten Basisärzte.

Für die ambulante Behandlung und Operation müssen «Risiko-Scores» erstellt werden, also Parameter, nach denen festgelegt wird, ab wann das Risiko eines ambulanten Eingriffs für den Patienten zu groß ist und ab wann er besser stationär im Krankenhaus versorgt wird. Nur für diese Fälle wäre dann noch stationäre Krankenhausversorgung notwendig. Die damit freiwerdende Bettenkapazität in den Regelkrankenhäusern stünde somit für die Versorgung von Pflegefällen ohne häusliche Versorgungsmöglichkeit zur Verfügung. Die ärztliche Betreuung dieser Pflegefälle könnte wiederum von den Primärärzten, gemeinsam mit den in Ausbildung befindlichen Ärzten und teilzeitbeschäftigten Ärzten, übernommen werden. Dafür bräuchten wir in Zukunft mehr Ärzte und nicht weniger.

Um zu vermeiden, daß sich rein pekuniär orientierte Ärzte unter Umgehung der Kassenmedizin sofort auf den Privatbehandlungssektor verlegen, würde ich eine Mindestzeit an basisärztlicher Tätigkeit zur Voraussetzung für das privatärztliche Liquidationsrecht machen. Dieses «Mehr» an praktischer Erfahrung würde niemandem schaden.

So weit ein kurzer Exkurs in eine humanere und zweifellos finanzierbare Medizin, die darüber hinaus den Vorteil hätte, die zu erwartende Ärzteschwemme sinnvoll abzupuffern und vielen Ärzten eine tragbare Existenzgrundlage zu sichern.

Ein Wort zum Schluß:

Es wäre schlichtweg unfair, die Misere unseres Gesundheitswesens nur einer Gruppierung anzulasten. Weder die Ärzte, Zahnärzte, Krankenhäuser oder der pharmazeutische Komplex noch die Medien oder die lange Zeit hilflose Politik haben das Desaster allein verursacht. Das war solide Teamarbeit. Solange sich die Kuh «Solidarkasse» melken ließ, haben alle stillgehalten. Jetzt beginnen die harten Verteilungskämpfe unter den Gesundmachern.

Erst wenn die Quelle versiegt, wird das Wasser rationiert. Aber vielleicht hat das ja alles auch sein Gutes. Wenn die offenkundige Unfinanzierbarkeit dieser heute praktizierten Medizin dazu führt, daß die Menschen fortan tatsächlich weniger Medizin konsumieren, halte ich das für einen großen Erfolg – für die Patienten. Soviel wie nötig – aber so wenig wie möglich.

S 47 Theologen
S 92 Fehler
S 94 – Syndrom
S 99 ×
S 128 ×
S 133 jetzt da
S 136 ×
S 142 × Technik + Chemotherapie
S 158 Arztbesuche